U0216002

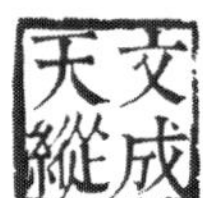
文成
天縱

中醫古籍稀見稿抄本輯刊

ZHONGYI GUJI XIJIAN GAO-CHAOBEN JIKAN

李鴻濤 主編

广西师范大学出版社
GUANGXI NORMAL UNIVERSITY PRESS
· 桂林 ·

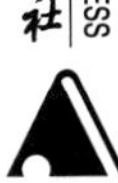

第八册目録

玉壺金冊一卷　〔清〕管蓮洲輯録　清光緒二十六年（一九〇〇）抄本……一
濟患神效异方不分卷　不著撰者　清抄本……一九九
掃花仙館抄方一卷　不著撰者　清同治吴述安抄本……四〇七
膏方存查一卷　〔清〕允常氏撰　清光緒三十二年（一九〇六）抄本……四八九

玉壺金册一卷

〔清〕管蓮洲輯録

清光緒二十六年（一九〇〇）抄本

玉壺金册一卷

本書爲彙輯中醫外科、咽喉口齒科、眼科、傷科各科經驗方劑之方書。管蓮洲，字惠卿，浙江苕溪人，爲晚清當地名醫。本書是作者在批閲諸家著作的基礎上，選取試驗後摘編輯録而成，其中不乏特效的秘驗單方。全書共收方一百八十多首，每方先標方名，後列主治功效、方藥劑量、製法用法。分爲癰疽部立方、瘡部立方、咽喉口舌部立方、眼部立方、耳部立方、手部立方、傷部立方、内外通治部立方，涉及外科癰疽、臁瘡、疔瘡、發背、瘰癧、楊梅下疳、疥瘡、黄水瘡、喉蛾、喉癬、喉風、走馬牙疳、翳障、耳膿、耳疳等。本書作爲臨床醫生精選的方書，具有實用而高效的特點；此外，所選主方精簡，易於製備，大多爲丸散膏丹等成藥，故本書又可作爲配藥手册使用。

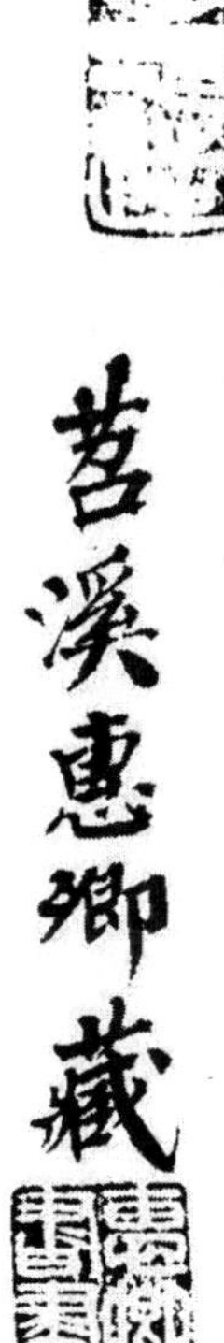

玉壺金册

庚子年孟冬抄傳

玉壺金册一卷

苕溪管氏惠卿珍藏

序

古之外科方書雖多靈驗者甚少余閲諸書校比諸方臨症試之如有某藥再驗者抄録以左集成極驗方百八九十者以備學者不必拘狐疑照方治症無不著手成春之妙

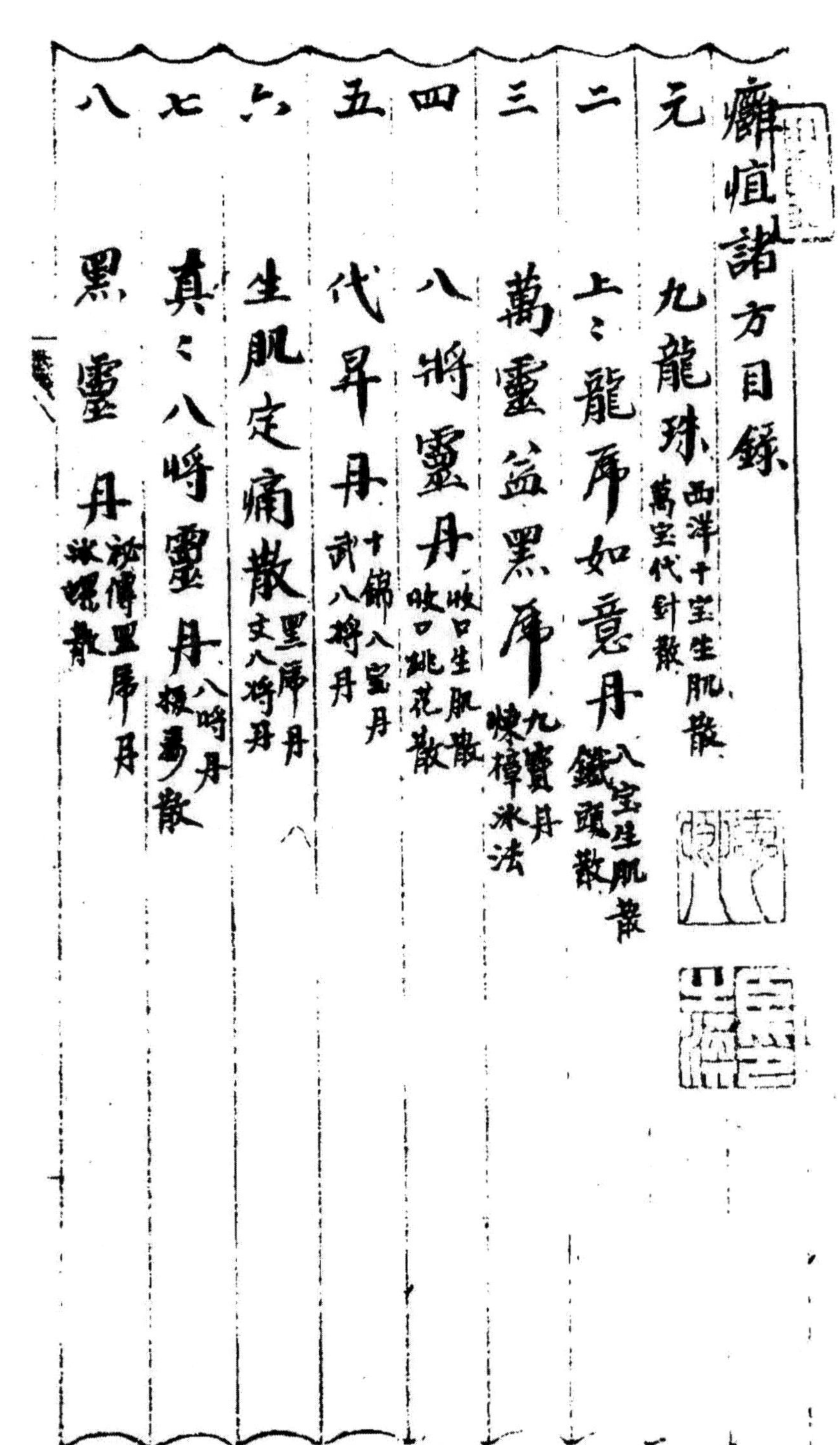

瘍疽諸方目録

元　九龍珠　西洋十宝生肌散　萬宝代針散

二　上上龍犀如意丹　八宝生肌散　鐵頭散

三　萬靈益黑犀　九寶丹　煉樟冰法

四　八將靈丹　收口生肌散　收口桃花散

五　代昇丹　十錦八宝丹　武八將丹

六　生肌定痛散　黑犀丹　文八將丹

七　真真八將靈丹　八將丹　救苦散

八　黑靈丹　秘傳黑犀丹　冰螺散

九　十全散　神仙一筆消　文、筆消

十　小黑犀丹　五色蟾酥墨　無回丹

十一　拔毒散　瘰癧生肌散　陰毒内消散

十二　赤金散　陽毒内消散　枯瘤散

十三　生肌散　敷藥護金般　消毒散

十四　海浮散　蟾酥餅　代刀散

十五　金素丹　烏龍散　紅昇丹

十六　黑龍丹　八寶之丹　又方八寶丹

十七　三仙丹　輕乳生肌散　大拔毒散

附方　萬靈丹

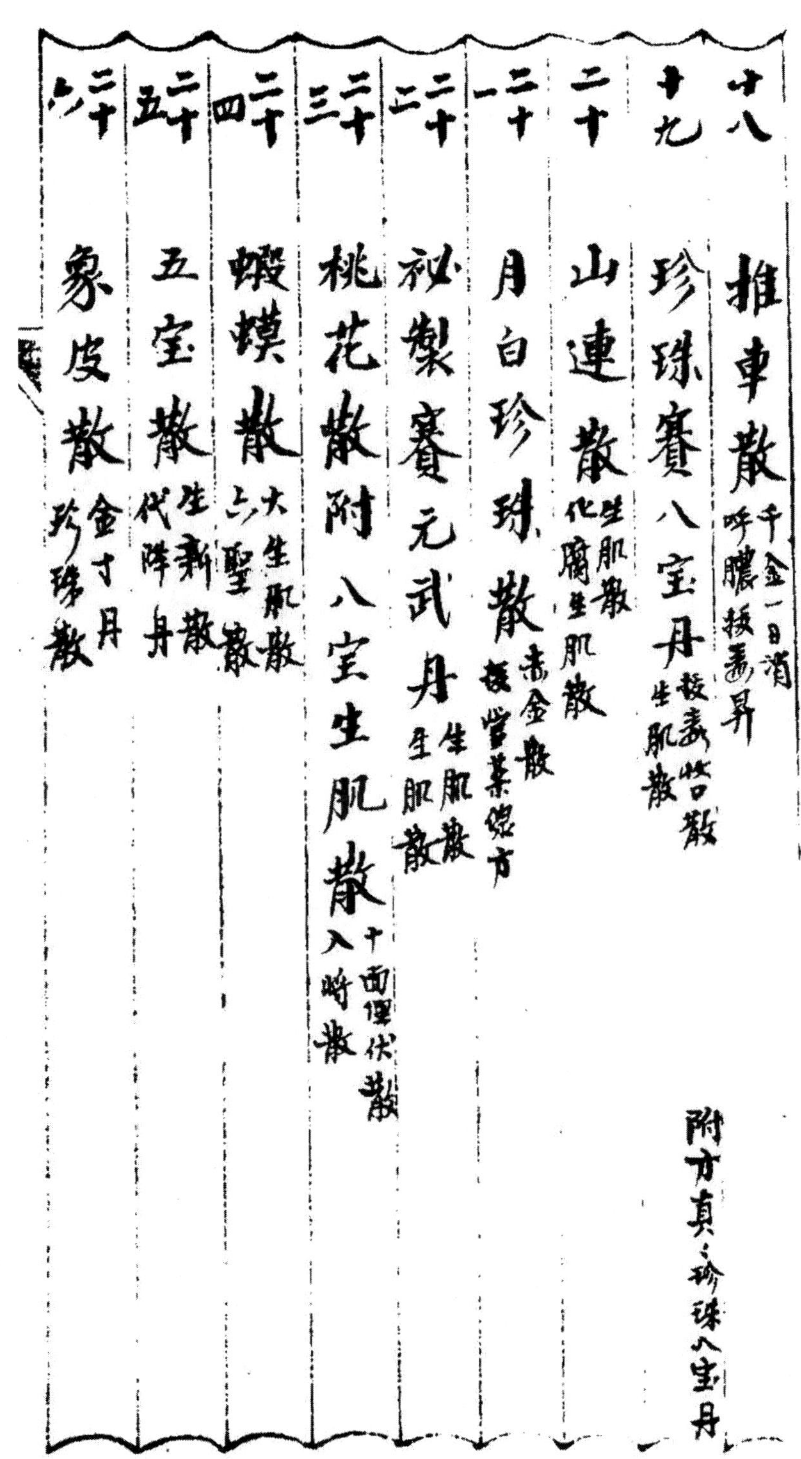

十八 推車散 千金一日消 呼膿拔毒昇
十九 珍珠賽八宝丹 拔毒皆散 生肌散
二十 山蓮散 生肌散 化腐生肌散
二十一 月白珍珠散 赤金散 拔管藥線方
二十二 秘製賽元武丹 生肌散 生肌散
二十三 桃花散附八宝生肌散 十面埋伏散 入暗散
二十四 蝦蟆散 大生肌散 六聖散
二十五 五宝散 生新散 代降丹
二十六 象皮散 金寸丹 珍珠散
附方 真真珍珠八宝丹

二十七　六和生肌散　真入室丹　生肌散

二十八　紅霞鶴頂丹　又方　清毒清涼散

二十九　通治外科諸靈珍靈散　拔管散

三十　青芝散

三十一　異功靈丹

三十二　琥珀五宝生肌散

三十三　頭瓶掺

三十四　二瓶掺

三十五　三瓶掺

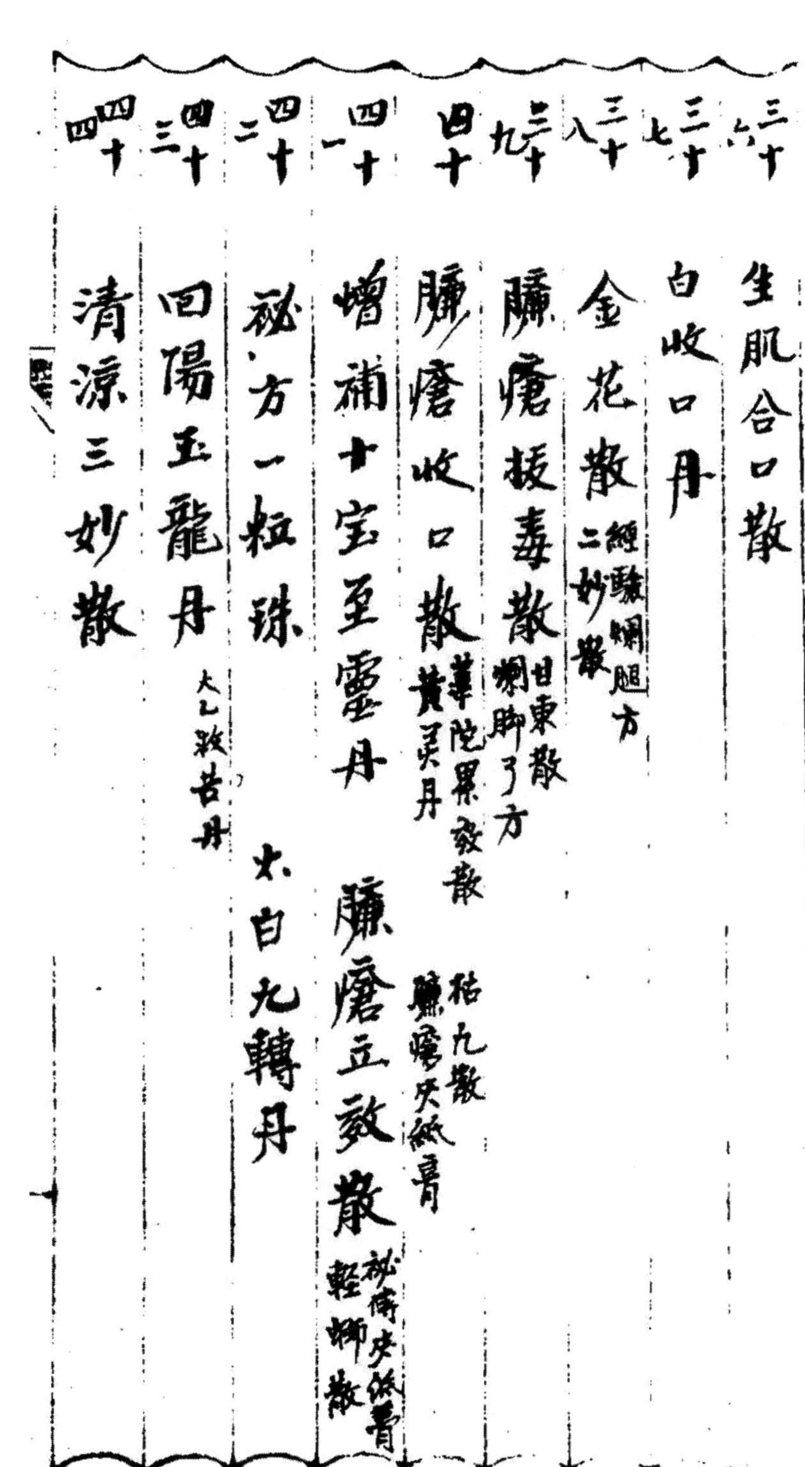

三十六　生肌合口散
三十七　白收口丹
三十八　金花散　經驗爛腿方　二妙散
三十九　臁瘡拔毒散　甘東散　爛脚丫方
四十　臁瘡收口散　華陀累效散　黃灵丹　枯九散　臁瘡夾紙膏
四十一　增補十宝至靈丹　臁瘡立效散　秘傳夾紙膏　輕螂散
四十二　秘方一粒珠　太白九轉丹
四十三　回陽玉龍丹　太乙救苦丹
四十四　清涼三妙散

四十五 陰陽冲和散
四十六 回藥烏金膏 秘傳紫金蟾錠
四十七 硇砂膏 象皮膏 又方硇砂膏
四十八 巴膏 白玉膏
四十九 千搥紅膏
五十 拔疔毒神散 拔疔膏 敷疔將軍散
五十一 湯火神方九一丹
五十二 湯火仙傳冬霜丹
五十三 增補臁瘡收口丹 雙砂散 生肌散 [illegible] 第一臁瘡白油膏 爛脚奇方 蠟茶散 鉛粉散 青黃散 松杉散 爛脚秘方
飛雪丹 夾紙膏 立擊散 膿窠五毒散 白膏散 黃龍散

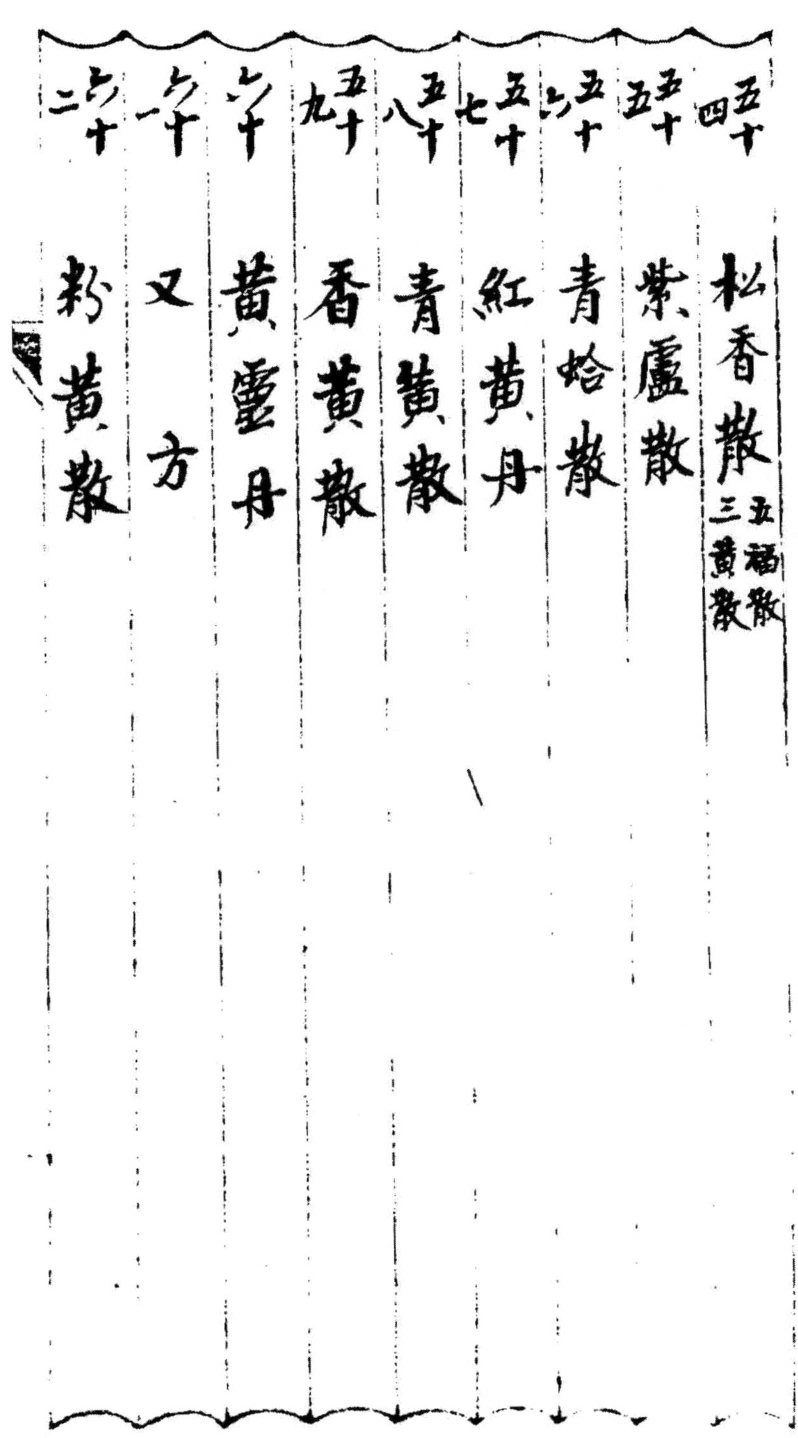

五十四 松香散 五福散 三黄散
五十五 紫盧散
五十六 青蛤散
五十七 紅黄丹
五十八 青黄散
五十九 香黄散
六十 黄靈丹
六十一 又方
六十二 粉黄散

六十三　赤黃散

六十四　五宝霜

六十五　鳳衣散

六十六　旱螺散

六十七　珍珠散

六十八　西黃散

六十九　又方

七十　八宝生肌散

七十一　青銀散

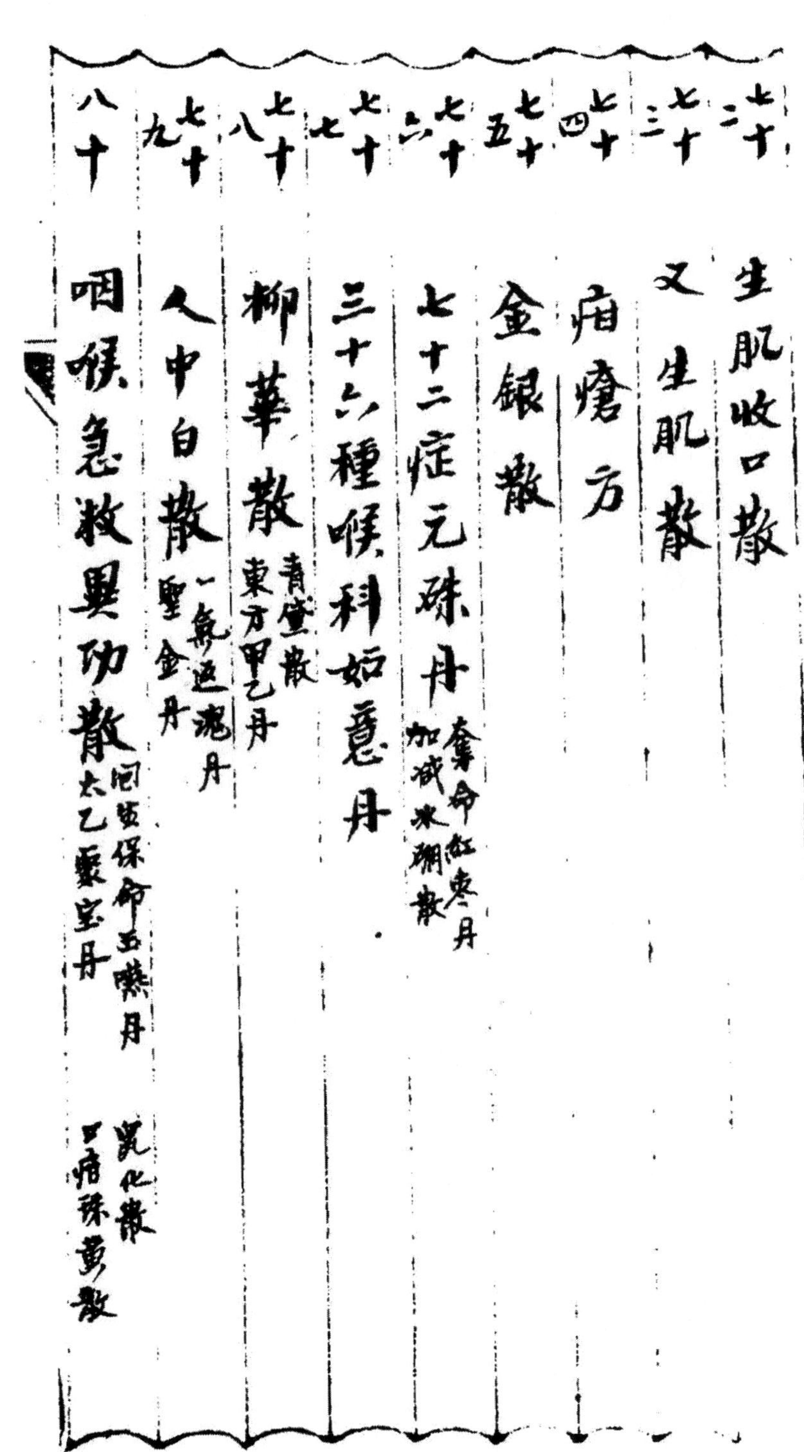

七十二　生肌收口散

七十三　又生肌散

七十四　疳瘡方

七十五　金銀散

七十六　七十二症元珠丹　奪命紅棗丹　加減冰硼散

七十七　三十六種喉科如意丹

七十八　柳華散　青黛散　東方甲乙丹

七十九　人中白散　一氣返魂丹　聖金丹

八十　咽喉急救異功散　回生保命玉燕丹　太乙聚宝丹　冕化散　口瘡珠黄散

八十一　口瘡牙疳惡救三妙散　一粒金丹　壁錢散

八十二　金鞭散　吹喉散　魔口五效散

八十三　赤霜散　舌草散　青黛散　補舌散　青芝膏

八十四　爪霜散　紫袍散　紅棗散

八十五　又方爪霜散　通咽散　冰硼散

八十六　青黃散　珍珠散　喉癬百驗丸

八十七　鳳衣散

八十八　萬應至寶丹

八十九　碧玉散

九十 雄黄散
九十一 療牙止痛散
九十二 取牙魚霜散
九十三 碧雪散
九十四 金鎖匙 秘傳元二三四々号吹喉丹
九十五 法製爐甘石真々八寶丹
九十六 法製爐甘石煉成木硼法
九十七 木硼冰硼散
九十八 木硼珠珀散

九十九 木硇砂礦丹

一百 十三味精製爐甘石真珠黃明目至宝丹

一百一 硝爐散

一百二 八宝光明石珍散

一百三 七十二症通治

一百四 八珍散

一百五 七宝光明勝金丹

一百六 珊瑚紫金膏

一百七 琥珀五宝散

一百八 漏眼四仙丹

一百九 蕤仁膏

一百十 點膋丹 元明春雪膏

一百十一 推雲散 金露散

一百十二 老膜散 治寶賽空青

一百十三 賽空青 治眼癬神方

一百十四 通治停耳散 停耳五枝散 龍髓散

一百十五 五宝吹耳散 硇砂散 穿粉散

一百十六 吹耳拔毒散 掃耳散 刷耳散

一百十七　黄龍散　天羅散　天白蟻散

一百十八　六宝青石散　立驗散

一百十九　定痛冰硼散

一百二十　凌霄散

一百廿一　龍骨散

一百廿二　水龍丹

一百廿三　定耳散

一百廿四　三黄散

一百廿五　平耳散、又方

一百廿六 脂凡散
一百廿七 又方
一百廿八 柿蒂散
一百廿九 脂蠟散
一百三十 立消散
一百卅一 白龍散 補入手部散方 雄黃瓊酥散 不二散
一百卅二 回生第一仙丹
一百卅三 大西洋十宝丹
一百卅四 止血補傷丹

一百卅五　桃花散

一百卅六　龍眼丹

一百卅七　接骨靈丹

一百卅八　古文接骨丹　誤吞針神方　誤吞金即救神方

一百卅九　整骨麻藥　誤吞錢神方

一百四十　神方化毒如水毒　又方

一百四一　二味拔毒散

一百四二　瘋犬咬傷方

一百四五　又方秘傳　人咬又收口秘方

治再害之蛇咬秘方

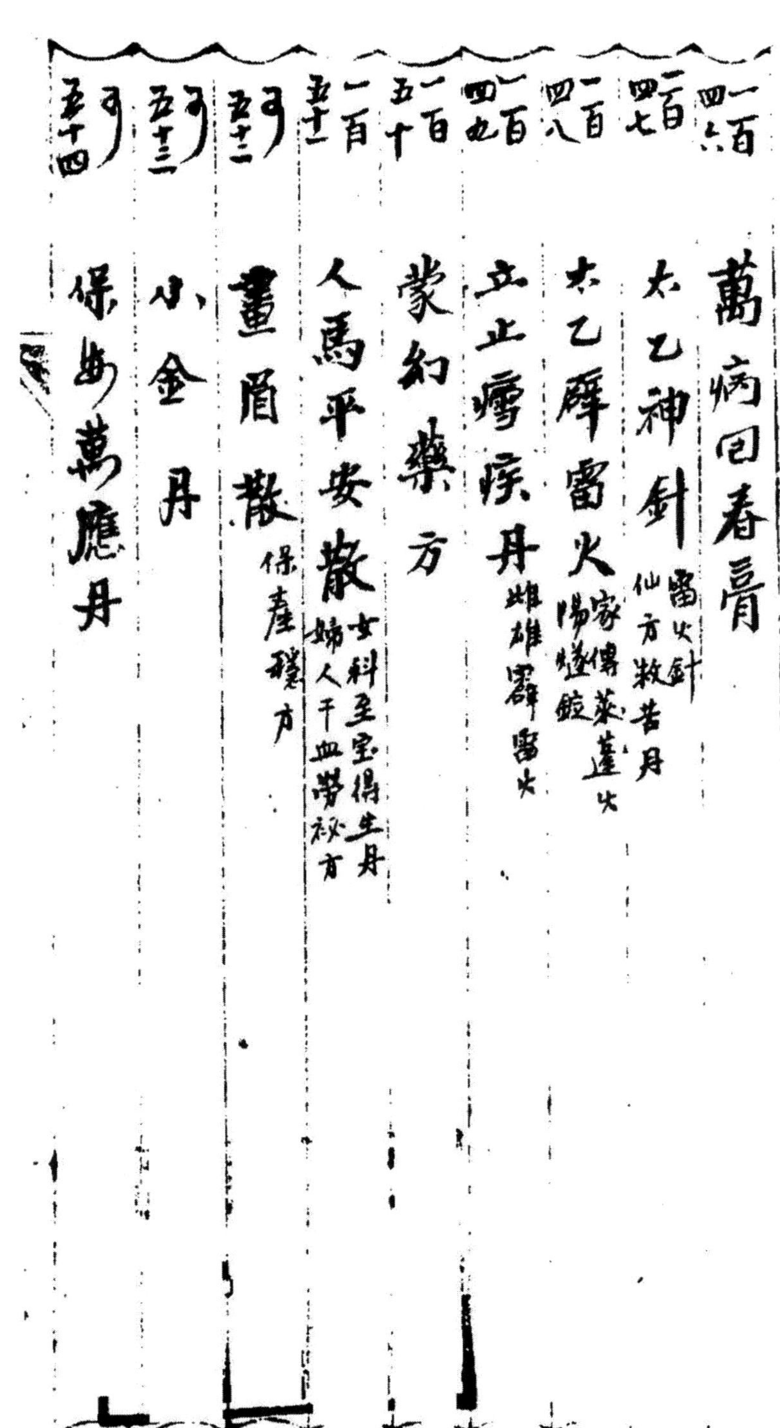

一百四十六　萬病回春膏
一百四十七　太乙神針　雷火針　仙方救苦丹
一百四十八　太乙辟雷火　家傳萊蓬火　陽燧錠
一百四十九　立止瘧疾丹　雌雄霹靂火
一百五十　蒙幻藥方
一百五十一　人馬平安散　女科至寶偈生丹　婦人干血勞秘方
一百五十二　畫眉散　保產秘方
一百五十三　小金丹
一百五十四　保安萬應丹

丁五十五

秘傳渋黃蠟酥丹

丁五十六

梅花點舌丹

立止頭痛散方 勞病神方 心胃痛丸 止冷痢腸紅散方

豨桐丸　瘋氣藥酒方

住痛定痫丸　咽漏神仙方

九轉吴丹

西洋十宝丹
生肌散
治外症癰疽
瘡瘍收口
血竭五分 象皮五分
輕粉五分 兒茶四分
龍骨五分 乳香三分
赤石脂 川貝母五分
熟石膏 冰片少許
右藥十味研極細
末撒上膏貼之
○寶代針散
諸般癰疽膿成
予畏怯有膿
不須畏用刀
針者以針散
破敷上并治疔
瘡有膿亦用
此治之最根

癰疽部 五方

○九龍珠

治一切癰疽有名大毒無名腫毒初起即能消散已成即能提膿潰頭潰後即能拔毒化腐不能陰陽等症俱妙百試百驗拔毒提膿之妙藥也

真川貝母 四錢　腰面黃 二錢 即雄黃　全蠍 七条 焙干

原麝香 一錢　蜈蚣 七条 去頭足　川山甲 七錢

辰硃砂 一錢　梅花冰片 一錢　公丁香 一錢

右藥各研極細和勻用時撒上少許膏藥蓋之一日一換即愈

蓬砂三分　蟾酥分
蜈蚣一條　血竭三分
輕粉三分　雄黃三分
冰片少許　麝香三分
共研細散敷
八寶生肌散
又名海龍粉
治一切外症收口大妙
龍骨一錢　血竭一錢
紅粉霜一錢　乳香一錢
沒藥一錢　海螵蛸一錢
嫩石膏一錢　赤石脂一錢
共研極細散上
鐵頭散
治一切頑癰惡瘡
毒瘰癧結毒
瘀肉黑腐不退
初用刀瘡口小
用此提膿拔毒

上上龍虎如意丹

治癰疽發背對口腦疽無名腫毒瘰癧瘰瀝痰流注附骨陰疽等潰後起黑白腐肉去而復生不論新久臭而不堪腐爛如芝餘毒未盡之症誠化腐拔毒第一之靈丹也

紅硇砂三錢　前胡三錢　明礬三錢
玄參三錢　寒水石三錢　硃砂四錢
雄黃四錢　棓子四錢即文蛤　雌黃四錢
製乳香四錢　紫艸五錢　蟾酥五錢
製沒藥四錢　輕粉五錢　白降丹二錢

赤石脂五錢 輕粉五錢
麝香五分 乳香五錢
白丁香二錢 生砒五分
黃丹二錢 蜈蚣三條
右藥研細撒膏
上貼有可糊作
條子用糯米飯
打成用
九寶丹
專治外症癰
疽收口要藥
龍骨五錢 象皮炒五錢
熟石膏一兩 寒水石五錢
輕粉五錢 乳香五錢
沒藥五錢 琥珀五錢
白螺螄殼煅一兩 麝香
右藥研極細末
撒之
煉樟冰法
用樟腦三兩

梅冰片二錢　原麝香一錢

右藥各研極細和勻瓶收好勿洩氣用時撒上膏蓋之一日一換愈

○萬靈益黑膏

專治一切外症無初起已成潰爛不堪有名大毒無名腫毒等症用之定痛消腫拔毒提膿毒盡收功俱妙屢試屢驗

益母草五兩炒成炭退用淨末三兩　輕粉四錢

血竭五錢　青黛六錢

製乳香五錢　製沒藥五錢

川椒三將樟
研細分放於
碗內用紙封
蓋以香燒若
十孔再用碟
蓋碗上再用以
腳爐盛火將
碗放火上二時
自然升上碟
內白如霜者
約錢許刮下
收用

收口生肌散
癰疽收功
煅石羔三黃丹二
象皮炒灰白芷二
共細末撒收撒上
收口能花散

蜈蚣 七條炒研　麝香 二分老

氷片 二分老

右藥研極細〻和勻瓶瓶收固臨用少許放膏上貼之

〇八將靈丹

治一切外症不論有膿無膿已成未成癰疽大毒無名
惡毒等症用之能拔提膿毒其功力甚大毒尽生肌
屢驗如神

穿山甲 七分　腰面雄黃 七分

全蝎 七分　五倍子 七分

諸瘡收口
海螵蛸五分 乳香五分
龍骨五分 黄丹五分
共細末撲上
錦八寶丹
一切大毒爛腿
收口 雞内金五分
三黄散 甘石五分
兒茶五分 龍骨五分煅
象皮五分 甘松五分
淨乳香五分 没藥五分
氷片五分 麝香五分
共研極細末撒
於爛腿加水龍骨五分
又八將丹
一切腫毒破毒
癰疽大毒俱效
大黄 山甲 五倍子 僵蠶
蟬衣五分 全蝎五分

當门子七分 即麝香　　氷片七分
蜈蚣七條　　犀牛黄七分
右藥研極細末和勻瓶收不洩氣臨用少許放膏上貼之

○代昇丹 又名俊美人 五寶粉紅靈
治一切潰後癰疽發背疔瘡已破者用此拔毒提膿毒
尽自能收口潰後必用之藥百試百驗之靈丹
京川貝四錢 又方用三分　　鉛粉四錢
硃砂二錢五分　　黄丹四錢
氷片一分

雄黃[illegible]
大蜈蚣[illegible]　冰片八分
當門子[illegible]
右研極細末撒上
黑虎丹
拔毒去腐
蜈蚣六條　天虫十條
金[illegible]　[illegible]六片
蜘蛛六個　公丁香[illegible]
白丁香[illegible]　麝香[illegible]
西牛黃[illegible]　麝[illegible]
冰片[illegible]
共研極細撒之
如意八將丹
拔毒收口
金蝎[illegible]　川連[illegible]
五倍子[illegible]　指甲[illegible]
川山甲[illegible]　乳香[illegible]
沒藥[illegible]　麝香[illegible]
冰片[illegible]
研極細細撒上拔
毒之神自然生肉

右藥研極細和勻再研極細、、瓶收臨用撒上少許膏蓋之一日一換自能收口其效如神

生肌定痛散

專治一切潰後紅腫焮痛壅疽痛而不堪者不能有膿毒者將此少許撒上痛定腫消妙甚、、附能生肌

生石膏一兩甘草水飛或用數年陳廁浸石膏　硼砂五錢

硃砂三錢　梅花冰片二分

右藥研極細、、瓶收不可久氣臨用少許撒膏蓋之並可碰入提膿拔毒痛藥中用之可以不痛

○八將○散
拔毒　川五倍炒　猪牙　雄黃
蜈蚣炙　全蝎去足
川山甲炒　蟬退不拘多少
麝香少　各等分
研為末醋調敷用
拔毒散
治發背癰疽瘍毒
傳毒之重者，見
骨者用此大將
麒麟竭　乳香
沒藥　麝香
研細收貯風
撒上貼
野廟丹　秘傳
專治大毒癰疽
發背拔毒五服
功效
川山甲　金蝎

○真人八將靈丹

治一切癰疽發背無名腫毒，不論已成未成，未成者提膿潰頭，已成者拔毒去腐，靈驗無比。

金蝎　十个炙研淨七分　　穿山甲　七片炒老研淨末

明雄黃　五錢飛淨用三分　　五倍子　一个焙研淨用二分

蟬退肚　生炒老研淨末七分　　蜈蚣　七條焙燥研去頭足淨末一分

冰片　五分　　麝香　五分

右藥共極細末，收，切洩氣，臨用少許放膏上貼之，一日一換。

嗅[illegible]炙又[illegible]備[illegible]存[illegible]
[illegible]石[illegible]公丁香[illegible]
母丁香[illegible]冰片[illegible]
麝香五[illegible]
右研極細放膏
上貼大妙
冰田螺散
治一切惡瘡腐肉
黑瘡惡腐去而
復生者用此化
去再上生肌散或
瘰癧潰後根不
出者用此搽去
大田螺[illegible]去殼切片
白砒[illegible]點螺[illegible]研
[illegible]冰片[illegible]
共研細末和勻搽
膏上貼之
神仙一筆消
治癰疽發背無
名腫毒

黑靈丹

治一切癰疽瘡毒潰後起黑白惡腐碩厚臭而不堪去而復生諸藥不效者用此可以搽之漸漸連根去盡可不復生也真真至靈藥而且不甚痛苦又免刀剪割之苦

巴荳[illegible]　蓖麻子[illegible]

右藥二味連殼入臼搗成一餅火煅存性研細極細為妙臨用少許放膏上貼之妙甚甚如係腐輕者不可用其力甚大恐傷肌肉之過重腐用此百驗百效

大黃六錢 藤黃三錢 明礬三錢 蟾酥三錢 乳香二錢 没藥二錢 射香二錢 各細末 用蝸牛全搗和作錠，如用磨敷。初起立散，已成立消。大妙。

又〇一筆消 治一切癰疽無名腫毒

雄黃三錢 膽礬三錢 硼砂三錢 藤黃三錢 銅綠三錢 朴硝三錢 草烏三錢 麝香二錢 蟾酥三錢 加酒化和前藥研末，同作筆管粗細，用時磨濃敷。

五色蟾酥墨 治癰疽腫毒

〇十全散

專治癰疽發背大毒無名腫毒，已成者潰頭拔膿毒生肌，未成者即能消散，神效無比，其功同八將。

穿山甲二錢 炒黃淨末
全蝎七個 去尾洗淨炙淨末
五倍子[illegible]
雄黃[illegible]
蟾酥一錢
僵蠶[illegible] 炒
蜈蚣一錢二分 去頭足炙淨末
蟬衣七分 去足翅炙淨末
當門子[illegible]
冰片[illegible]

共研，及當門子等和勻，再研極細，瓶收。臨用撒上貼之。

一

小黑虎丹

通治外症潰後有拔毒提膿并提痰爛去腐生肌其功甚速虛寒熱實之症俱治

水銀錢　黑鉛錢同水銀溶化不見星取出研末

雄黃錢　鉛粉錢

百草霜二兩　銀硃錢

輕粉錢　射香分

右藥共研細末磁瓶收好臨用少許放膏貼之大有功效

加五寶丹消散

雄黃錢　銀硃錢

膽礬錢　輕粉　粉霜各錢

銅綠錢　硼砂錢

麝香分

共研細末蟾酥

酒化開和前藥作

成錠磨敷

蟾丹

治癰疽疔毒

蟾酥錢　雄黃錢

大黃錢　血竭錢

川山甲　乳香　沒藥　蟾酥

麝香分

共研極細以醋

調塗立刻

消散大效

瘰癧生肌散

治瘰癧瘰癧

潰後久不收口者

海螵蛸　血竭

轻粉　龙骨
冰片　乳香
各等分研极细
如多用鸡蛋黄
熬油入锭搽
阴毒内消散
治一切阴毒未溃
用此消散
轻粉三钱　丁香一钱
牙皂三钱　腰黄三钱
良姜三钱　肉桂一钱
川乌三钱　草乌三钱
白胡椒一钱　乳香三钱
没药三钱　阿魏三钱瓦焙
樟冰四钱　麝香三钱
右药研极细末
用撒膏上贴至
消净为止
阳毒内消散
专治阳症未溃
用此消散

拔毒散

治外症提脓拔毒大有功效

穿山甲炒黄一两　大蜈蚣十条炙黄

全蝎尾净一两头俸不用　射香三分

共研极细末瓶收临用撒膏上贴之毒尽不用

赤金散　万灵丹功全此方　蜈蚣二条炙　乳香三钱　没药三钱　雄黄一钱　赤石脂三钱　寒水石三钱　儿茶一钱　麝香三分　白蜡四钱　右研极细末撒膏上贴

不论拔毒提脓生肌俱可用之溃后用之自能拔毒收口

制乳香一钱五分　制没药一钱五分

雄黄一钱　赤石脂三钱

南星四錢　薑黃四錢
川山甲四錢　白芨四錢
輕粉三錢　膽凡三錢
銅綠四錢　青黛三錢
樟冰四錢　冰片三錢
麝三錢
共研極細末撒
膏上貼之，已成膿
者勿用

枷瘤散
治瘤初起成形
漸大者
白砒五錢　腦砂五錢
黃丹五錢　輕粉五錢
雄黃三錢　乳香三錢
沒藥三錢　硼砂三錢
斑蝥炙十二個　田螺先研三個
共研極細，糯米飯
搗和成餅，棋子大，
曬乾，每用先將瘤
頂灸三壯，以藥餅

兒茶三錢　大蜈蚣一條炙
血竭三錢　麝香三分
共研細末收好，臨用撒膏上貼之

生肌散
治癰疽諸瘡收口生肌大妙
蘆甘石三錢製　海螵蛸一錢
龍骨三錢　血竭一錢
赤石脂三錢　兒茶五分
冰片分
加三仙丹一錢，毒盡腐清可不加，共研細末
臨用撒上膏蓋之

鮮上用黄柏末水調敷沒藥餅條十日外其瘡自然脱落决用吃口桑大者不治

敷藥 紫金錠

治一切腫毒陰陽二症但可敷治

雄黄五錢 藤黄二錢 白芨二兩 硃砂三錢 麝香一錢 蟾酥五分

右末研極細 牛膠為錠臨用口津加醋磨敷已成膿者頂留一孔使其出膿

神效散

一切癰疽等症

火硝 牙硝 雄黄二錢 硃砂二錢 射香二分 冰片二分

共極細末撒膏上貼潰

○海浮散

治一切癰疽蹇背潰後用此之痛拔毒收口或久潰之瘡用處不至生管而且斂口生肌穩當之藥一切品難症候難以用藥之處將此掺之有易無損

製沒藥一兩　製乳香一兩

共為極細末瓶收臨用少許膏蓋之其妙如神

○金素丹

治一切癰疽大毒蹇背對口腰臂疽腐肉黑暗死肌堅硬臭穢难聞用此丹少許掺上其腐能化脫離肌肉自

□酥散
治疔瘡腦疽乳
症癰毒妙藥
蟾酥二分 輕粉一分
乳香一分 沒藥二分
雄黃二分 硃砂二分
樟腦二分 射香一分
巴豆霜二分
以上研極細末用
蟾酥浸化和丸如
綠豆大每用口津
化一丸搽瘡頂即
蓋之

代刀散
治毒已成膿畏
開刀者用
人言五分 明礬五分
二味入丸雖肉灰
至咽盡內度如
巴豆霜三百粒
蟾酥五分

驗百效

生白礬六錢 枯礬三錢

腰雄黃一錢

徐研極細細越細越好瓶收臨用擸上膏蓋之稍有疼痛如有新肉先將生肌定痛散上好再將此丹上腐肉上蕉可起管口瘡有腐者亦可吹入去腐

黑龍丹

治一切惡瘡胬肉突出或擠膿太過翻花如梅如李久不收口又傷科不明其義概以降藥化腐小者化去後生大者腐突經年不愈用此自能收入而且收斂

共右研細末全巴霜搗和如丸菉豆大每用五一粒水調塗頂骨蓋之一宿即潰

烏梅散

治惡瘡胬肉突出者去而復生用烏梅肉去核燒灰上炙成炭右一味研細末撒上膏蓋

紅升丹

名五灵昇藥

治惡腐死肌等症

水銀一兩　白礬二兩　硃砂五錢　雄黃五錢　朴硝四錢

右照昇藥法昇

九一寶室丹

專治外症膿净收口

穩當之藥百試百驗

大熟地一兩 烘干炒枯　烏梅肉三錢 炒炭

共研極細摻上膏蓋之其胬漸收并治脫肛用此丹以防風升麻各五錢煎湯調搽自能收上其妙如神

三仙丹 即黄昇丹

此丹治癰疽瘡背初潰者用拔膿毒久潰腐爛如芝者用此拔去腐爛其功甚速膿毒腐爛盡者可上生肌藥矣

水銀一兩　牙硝一兩

血竭三分　乳香三分
没藥三分　龍骨三分
兒茶二分　鉛粉二分
輕粉一分　百草霜
冰片二厘　珍珠二厘
共研極細末摻之
又方入室丹
專治癰疽收口
製甘石三錢　象皮三分
輕粉一分　血竭五分
乳香一分　射香二分
冰片二分　黄柏末一分
共研細末摻之
輕乳生肌散
治初潰線爛腐
將腐用盡收口
石膏一兩　血竭五分
乳香五分　輕粉五分
冰片一分
臭水多者或爛脚
等症加

明礬一兩

共和匀入小鍋作一堆，用一大碗蓋之，四口用綿紙條嵌好，不可洩氣，上用重物壓緊，放爐上炭火煉火不可過大三刻鐘起，取待冷，除重物，開看大碗上刮下用，如大紅色，如上黄、者次，黑色者火太過，無用矣。又爐底所結者名昇藥底，收之可合瘡藥

。推車散

治諸惡瘡生骨，间年久不收口，内生多骨者，或多骨疽及指節生疔，骨節搖動不能起出者，或跌打損傷内有碎骨不能收口者，將此藥摻上膏之，其骨自能推出並

龍骨[illegible]白芷[illegible] 久不收口加 鷄内金[illegible] 右研細細末掺之 如[illegible]收毒散 有名五層耳 治癰疽大毒潰後腐爛不堪者 [illegible]蜂房[illegible]全蠍[illegible] 蜈蚣去頭足 雄黄[illegible] 麝香各等分 共研極細細末掺 上[illegible]膏盖 [illegible]金一日消 治未潰癰症大毒[illegible]侍症 [illegible][illegible]去頭足 乳香[illegible]下[illegible]藥[illegible] 朝[illegible]香[illegible] 前胡[illegible] [illegible]

治諸瘡管漏用綿作藥條轉入一日一換其管自能推出徐出徐剪数日即尽 有名管散 有名推

推車虫一錢 有名蜣螂虫 有名推屎虫 炙燥研極細

均薑五分 切片晒干研極細末

右二味條研極細細和匀再研極細瓶收臨撒上膏盖之

○珍珠簀八宝 有[illegible]氏珍珠散 治一切大毒收口 珍珠[illegible] 乳[illegible] 血竭[illegible] 龍骨[illegible] 煅石膏[illegible] 爐甘石[illegible] 赤石脂[illegible] 煅[illegible][illegible]頭[illegible] [illegible] 研極細掺

專治一切癰疽瘡瘍膿毒將尽用此收口長肉百試百驗 并治楊梅下疳潰爛者 用此掺之自能收口

三黄製甘石三钱 煅透

大珠母半斤 煅研 即大蚌壳刮去黑皮

共為研極細〻和勻放患頂一二許

膏蓋之

出膿拔毒昇

癰疽無名腫毒去爛生肌

水龍骨 雄黃 五

麝香 大 血竭 ト

冰片 制 ト

共極細〻搽瘡口

搽毒收口丹

龍骨 象皮 灰

鵝管石 甘石 海螵蛸

射香 下 冰片 ト

共研極細〻加昇藥少許去腐收口立効

生肌散

治一切腫毒收口

血竭 兒茶

乳香 沒藥

生甘石 赤石脂

陳年終吐頭 兩 煅研 即線綿筋頭　血竭 二錢

兒茶 兩　煅石膏 三兩

赤石脂 煅 三兩　冰片 臨用研入每藥末兩入冰片 末二分

共研極細〻〻飛收臨用摻上膏蓋之

山蓮散

治一切癰疽蕟背久爛如盤大者爛甚見筋膜將此散上之自能口斂功收百試百驗

活大鯽魚 一条不見水破開背去腸實用山羊屎填滿腹中放瓦上炭火炙存炭研細用 一

右藥加入射香三分更妙不加亦可臨用摻瘡膏蓋之

銅綠五錢
各研極細〻末和
匀撲之
生肌散
木香三錢 黄丹五錢
輕粉一錢 枯礬四錢
共研末猪胆汁
拌匀曬干再研
細搽上毒淨自然
收口
化腐生肌散
治一切癰疽毒已
淨未時用此化腐
生肌
淨乳香三錢 没藥三錢
龍骨二錢 象牙三錢
珍珠錢 兒茶三錢
冰片三分
各等分為末搽之
上貼之
[illegible]金散

一

月白珍珠散

治一切癰疽腫腐已盡用此收口大妙及湯火傷破皮不能收口者楊梅下疳瘡并用

珍珠粉一錢或用珠母待點可　輕粉一兩

青黛五分即青缸花

三味共研極細〻〻撒上膏蓋湯火傷者鴉蛋白調搽

〇秘製賽元武丹即秘甲丹又名退管散

治一切癰疽惡瘡年久不愈不能收口并生管漏者專治

數年不愈之惡瘡用之甚

鱉甲四兩放炭火上炙存炭

拔毒收口生肌
蜈蚣三条 乳香三錢
没藥三錢 龍骨三錢
兒茶三錢 雄黄二錢
白占三錢 赤石脂三錢
血竭三錢 寒水石三錢
冰片三分 麝香三分
共研極細末摻

拔管藥條方
專治瘰癧管漏
推車虫三个 蛀九个
粉霜一下 硇砂三錢
硼砂一錢 乳香三錢
没藥一錢 三仙丹三錢
輕粉三錢 白雪丹三錢
雄黄三錢 麝香一分
共研極細末用
白芨粉打成條子
用

右藥研細臨用撒上膏蓋之

桃花散 八寶生肌散

耑治癰疽諸瘡已潰大毒爛肉拔出餘毒未尽盡新肉將生之際用之拔生肌長肉神效異常幸勿泛視

三黄製爐甘石六錢 熟石膏八錢

漂東丹二錢 龍骨三錢煅研漂淨

輕粉二錢 鉛粉二錢

白蠟六錢 寒水石六錢

紅昇丹二錢 冰片一錢

生肌散
治一切癰疽潰膿後收功大妙
兒茶一錢 寒水石一錢 鷹爪毛灰三分 血竭一錢 輕粉一錢 冰片三分 乳香一錢 沒藥一錢
共研極細末撒之
生肌散
淨乳香、沒藥各一錢 血竭三分 輕粉 [illegible] 珍珠 [illegible] 龍骨 [illegible] 赤石脂 [illegible]
共研細末收口用撒
瘡口膏蓋之
生肌散
治癰疽大毒潰膿後收口用
[illegible] 龍骨 [illegible] 血竭 [illegible]

右藥研極細末和勻收用、、時撒上膏蓋之
此方除紅昇氷片二味名八寶生肌散 生肌收口甚妙

蝦蟆散

治一切無名腫毒惡瘡久不收口凡陰疽亂癧楊梅結毒、一切毒深之瘡百藥不效者用此再宜

硫黃、三錢 胡椒二錢

二味共研細和勻取大癩蝦蟆一只眼紅腹無八字文者勿用跌死再將前二味搟入口內用線紮緊外用黃泥包裹入炭火中燒之候泥紅透取出用候冷去泥取蝦蟆研末極細收好用時或

乳香三分冰片下
共研極細末再用
搽瘡點之
拔毒理伏散
一切癰疽提拔膿
當歸三錢藥末
天虫二分金虫一分
膽礬一条蜈蚣二分
穿山甲二片雄黄一錢
金墨三分珠砂三分
冰片二下麝香下
共研極細末搽瘡
上好三一方去蜈蚣加
斑蝥一方加蟾酥
八將丹
一切癰疽發毒
乳香三錢没藥
穿山甲一錢五倍子
金蝎十個蜈蚣
蟬退花椒
麝香二分
共研細末用

撒上或麻油調搽瘡口亦可　此方百試百驗

五寶散

専治諸瘡收口甚妙　下疳并治

人指甲五錢用紅棗去核將甲包好　再以長髮頭髮五錢將紅棗裝好

放瓦上炭火炙存炭取出候冷研細再入象皮薄片五錢

炒存炭　或用棗包指頭髮裝同象皮薄片一全瓦上炙更妙　研勻再加

麝香七分　上冰片三分

和勻再研極細末瓶收臨用撒上膏蓋之妙甚

如生肌散
一切外症收口
雞内金二錢 龍骨五錢
龍泉粉三錢 赤石脂四錢
象皮炒三錢 乳香三錢去油
没藥三錢 甘石各三錢
硃砂五錢 血竭三錢
兒茶三錢 珍珠五錢
輕粉五錢 白芨五錢
冰片五錢 射香五錢
金銀箔各十張
共研細和勻用

如聖散
一切癰疽腫毒
蒲黄二錢 銀硃一錢
火硝一錢 南星五錢
蟾酥五錢 射香一錢
共研極細末用

如新散
一切腫毒收口
乳香三錢 没藥三錢

象皮散

治癰疽膿毒腐爛已清見紅肌肉者不論口大如盤孔深寸許諸藥不效用此如神 并治刀瘡

猪身前蹄扇骨 十兩煅炭研粉

象皮 一兩白沙泥同炒透研細 或用二三兩亦可原方係用兩

二味和勻收好臨用摻雖爛如盤者亦可收小

六和生肌散

治癰疽諸瘡見紅肉者撒上生肌收口百驗

龍齒 或用龍骨

象皮 白沙泥同炒研

兒茶三錢　血竭三錢
龍骨五錢　赤石脂三錢
冰片三分
共為細末撲之

○代降散
用治一切惡腐爛肉不去并瘻瘡爛横不去一切惡肌不脫并管漏等用此降之
白信五錢　明礬一兩
硝一兩
共研極細於陽城罐內燒青烟起即住火候冷再加乳香末　雄黃一錢
同前藥研極細末收貯代降用
作條子插入
金寸月

海螵蛸　　瓜兒血竭
乳香　　輕粉
右藥各等分研細和勻瓶收聽用

●紅霞鶴頂膏
專治癰疽背發腐爛及大之症臭爛不堪者雖大如盤者用之可以斂小真聖藥也（臁瘡爛腿用之百驗）此方係重價購求不可輕視去毒腐提爛肉拔毒水等大數
製乳香 毋　製没藥 毋
鉛粉 毋　銀硃 毋

治一切腫毒癰疽未潰敷之立消
蓽撥五錢 大黄二錢
雄黄二錢 白及五錢
白蔹五錢 辰砂五錢
乳香二錢 没藥二錢
黄蠟二錢 硇砂二錢 水龍骨二錢
麝香五分 蟾酥三錢
右為極細末人乳
糊作錠子
珍珠散
生肌收口
製乳香 没藥
兒茶 血竭
象皮 龍骨
琥珀 珍珠
象皮
共研極細末 撥
名八宝丹

兒茶二錢 上黄丹二錢
銅綠三分 頂硃血竭二錢
右藥研及細和勻再研千下瓶收好臨用起少許麻油調用油帋二方刺百餘孔將藥攤無孔油帋上再以有孔油帋一張如隔帋膏色貼患處每張貼六日二面可貼每面貼三日百驗百效一切膿水多者可以乾摻拔毒水大妙水少者油調

通治外科諸寶珍靈丹八宝丹

專治癰疽外症發背搭手無名腫毒拔膿提毒去腐除爛生肌長肉俱可遍名通治應效如神

共疳生口
珍珠一錢 象皮一錢
冰片二分 琥珀一錢
射香一分 兒茶二錢
血竭一錢 硃砂二錢
乳香一錢 沒藥一錢
共研極細細摻之

生肌散
治瘡收口
煅石膏一兩 龍骨一錢
棉血一錢 樟冰一錢
赤石脂一錢 黃丹一錢
血竭一錢 甘草二錢
白芷一錢 乳香一錢
歸身一錢
共研極細末摻

又方
乳香一錢 沒藥一錢
血竭一錢 煅石膏一錢
兒茶一錢 輕粉一錢
赤石脂一錢 降香末一錢
白占一錢 黃柏一錢
明香一錢
右藥研細摻

真珠珍一錢 或用珠母持　馬瑙 煅 一錢
紋銀二分 剉末　明雄黃一錢
龍骨一錢五分　蜈蚣二條 去頭足炙
象皮一錢五分 瓦上炙　金毛脊二分炙 即狗脊
麝香一分　全蝎 去足 漂淨炙
海螵蛸一錢 漂　製沒藥一錢
製乳香一錢　輕粉二分
製甘石一錢　製冰片一分
白蠟一錢　右藥十七味研極細以瓶收用時摻上

消毒清涼散
一切癰毒紅腫未
潰用此圍敷
金蝎 蜈蚣 青
大黃一兩 黃連五錢
川烏一兩 姜黃 乳香各五錢
沒藥五錢 麝香少許
共研末 醋調敷厚
時刻潤濕

○拔管方
治一切管漏
白丁香一錢 信石一錢
巴霜一錢 麝香一錢
共研極細糊作條
線打入痛少時去
管自化膿出

○拔毒秘傳
水銀一錢 黑鉛
赤石脂 清水

○青芝散 即青靈丹

專治陰疽不紅不熱皮色不變之症未成者立能消散已成有膿者勿用陽症忌用

硫黃一兩 白火一兩 即火硝

青黛三錢 頂上肉桂五錢

當门子五分

共研細末瓶收臨用放膏上貼之專消陰疽陽症忌用

異功靈丹

專治癰疽搭手對口發背腿疽等潰後膿水流漓

梅片一分
各研細末瓶收撒患處

而且膿少水多之症及易腐爛或潰後專滴毒水等此

丹上之而且不之腐爛及易拔毒毒盡自能收口通名異功

煨石膏 一兩五錢　沒藥 五錢製

乳香 五錢製　枯礬 二錢五分

輕粉 七分五　冰片 一分五

共藥共研極細々末瓶收臨撒上膏蓋之

琥珀五宝生肌散

專治一切外症癰疽生肌長肉收口大妙

琥珀末一錢　象皮 五錢炒黃

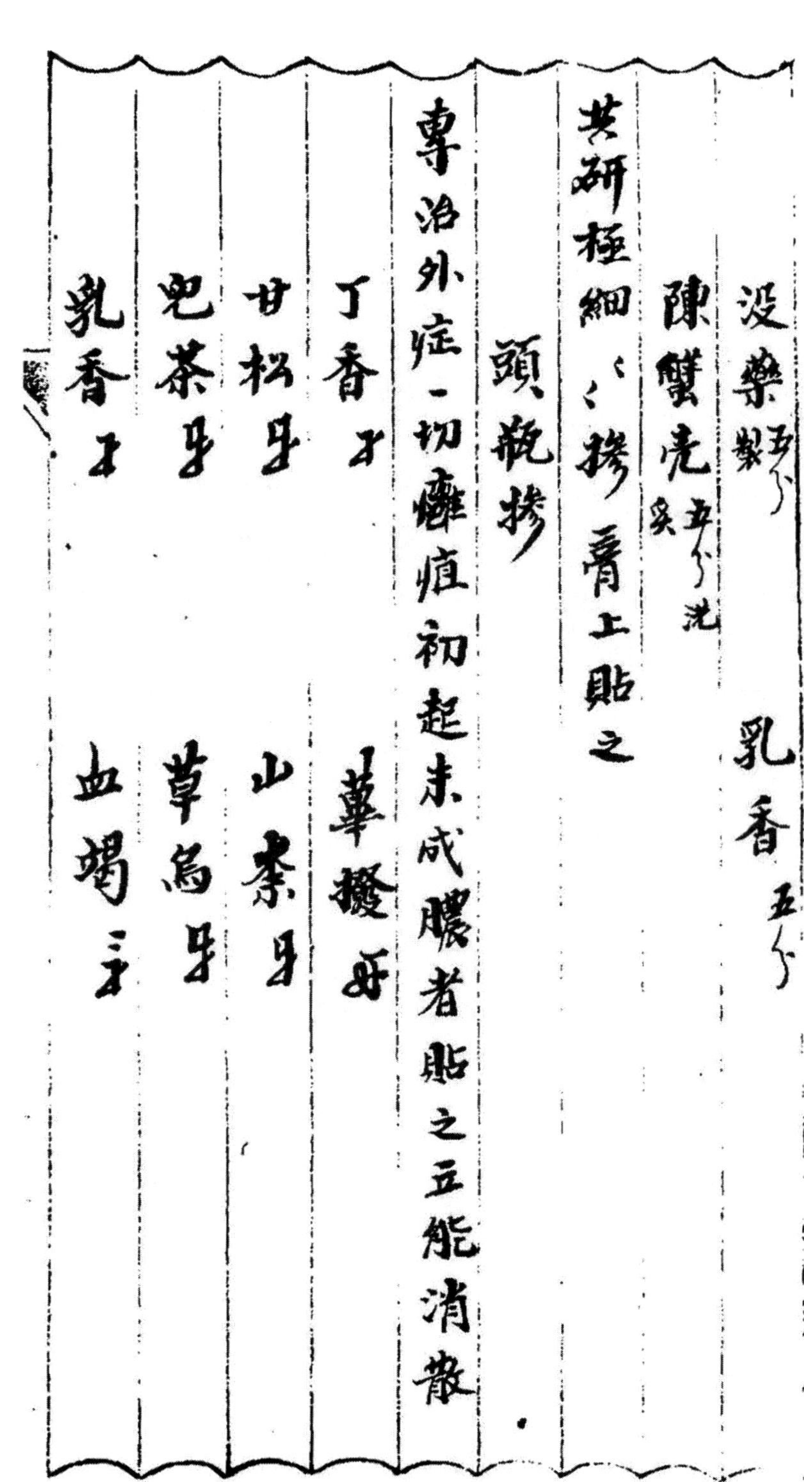
没藥製 五分　乳香 五分

陳蟹殼炙 五分洗

共研極細々々摻膏上貼之

頭髮摻

專治外症一切癰疽初起未成膿者貼之立能消散

丁香 才　蓽撥 母

甘松 牙　山柰 牙

兒茶 牙　草烏 牙

乳香 才　血竭 三才

沒藥一錢　白芷二錢

右藥研細末瓶收臨用約二三分放膏上貼之

二瓶掺

專治一切癰疽初潰拔毒提膿要藥

延胡索一錢　牙皂一錢

公丁香一錢　麝香三分

右藥研細瓶收臨用少許放膏上貼之

三瓶掺

專治諸癰疽潰後生肌長肉

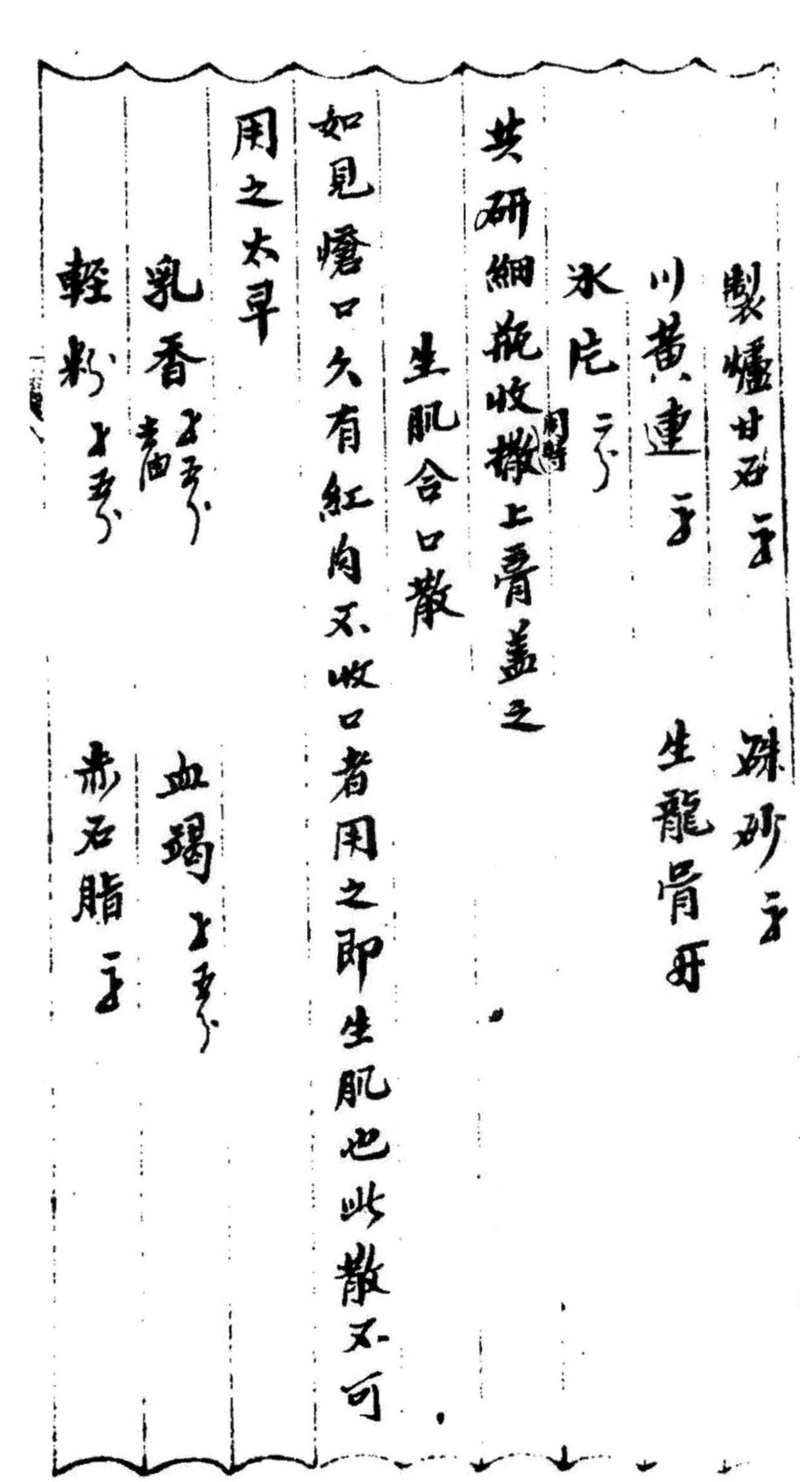

製爐甘石一錢　硃砂一錢
川黄連一錢　生龍骨五錢
冰片二分
共研細瓶收（用時）撒上膏蓋之
生肌合口散
如見瘡口久有紅肉不收口者用之即生肌也此散不可
用之太早
乳香去油錢五分　血竭錢五分
輕粉錢五分　赤石脂一錢

飄硝三分　硃砂三分

龍骨錢三分　没藥錢五分

研極細末撒上即生新肉

白收口散

專治一切外症收口奇效無比

煅龍骨錢　象皮二錢用砂泥炒黄　煅石膏錢

兒茶三分　輕粉三分　製乳香五分

製没藥五分　琥珀五分　白螺螄殼煅錢

右藥研極細末撒用

經驗爛腿方

治一切臁瘡爛腿不論新久俱治

赤石脂五錢研 滑石五錢研

東丹五錢研 蚌壳五錢研

共研極細末搽 用或油調塗

又妙方

治爛脚了瘡痾布爛者

月石五錢 細[illegible]

甘黄散

二味研極細擦

治臁瘡爛脚

三黄 製甘石 黄丹

二味各等分 研至極細撒

爛脚了方

金花散

通治臁瘡腿爛連年不愈臭腐不堪者並治一切癰疽瘍毒用之長肉生新去腐定痛大妙外症方中之要藥也

此方加入製甘石五錢 蚌壳五錢 大冰 大冰 驗過

熟石膏十兩 不浸俱係用甘草水飛八九次用亦可 尿浸越久越好浸十數年者更妙

每石膏乙斤入黄丹五錢為度

黄丹五錢

又方用六錢 又方用五八分

共研極細臨用或乾撒或油調俱可

臁瘡拔毒散

專治臁瘡爛腿新起久潰腐爛毒氣未用此拔之

滑石五分 輕粉五分 冰片二分 枯礬五分 研極細々 擦 [illegible]尼畏散散 乳香一分 硼砂一分 輕粉一分 黄丹三分 撒擦患處立愈 共研極細末 治一切脚甲痛臭 田螺等用香油調搽

鵝黄丹 常治下部濕熱黄水脚丫濕爛等用此大妙 金陀僧二分 輕粉一分 麝香一分 冰片二分 共研極細撒用

枷丸散 治男婦爛脚丫

蛇蜕二条 炙　雄黄三分

枯礬分　蜈蚣四条 炙

三仙丹分　冰片二厘

共研極細々々瓶收臨用或乾撒或桕油即素蠟燭也調搽俱可

臁瘡收口散

常治臁瘡爛腿毒尽後諸藥不論收口者用此甚速

製爐甘石三分　熟石膏五分

雞内金五分 炙　雄黄分

輕粉五分　赤石脂三分

柏几子 熟石膏 黄丹一錢 鉛粉 共為細末洗淨 臁口 搽上

臁瘡隔紙膏 治男女一切腳瘡 臁瘡爛腿 連瘡并刹傷 乳香一錢 沒藥一錢 黄丹一兩 銅綠五分 血竭一錢 輕粉五分 鉛粉一兩 潮腦一錢 共研 和用菜油 調攤夾紙膏 貼內用 益母草 熬湯洗 末數層 口

秘傳夾紙膏 通治連瘡爛

製乳香一錢　製沒藥一錢

真血竭一錢　紅昇丹二分

冰片五分

右藥研細極之末瓶收用時擦上即能收口

增補十宝至靈丹

專治外症收口臁瘡爛腿更妙

甘石一錢　龍骨煅四錢

赤石脂二錢　白蠟一錢

黄蠟一錢　黄丹一錢五分

臁大好
黄丹五錢密陀僧五錢
松香錢半鉛粉錢半
煨石膏三錢雄黄一錢
輕粉三分樟腦錢半
血竭錢半銅青二分
大蛤蠣明九三分
龍骨一錢冰片一分
右藥研極細
再用黄白蠟各
麻油二兩熬待
用倒少許調藥
末成膏夾紙膏
龍骨貼
螺螄散
治血風臁瘡
爛腿
白螺螄殼一兩煅
輕粉一錢乳香一錢
冰片三分麝香三分
研極細之摻上

掃盆三錢　枯礬五分

冰片五分

共研極細末臨用猪板油打調成膏攤貼

臁瘡立效散　通治臁瘡爛腿百驗百效

黄丹二錢炒紅　血竭一錢　滑石一錢

兒茶二錢　輕粉二錢　水龍骨二錢

乳香去油一錢　沒藥去油一錢　伏龍肝二錢

蜂絨灰一錢　鳳凰衣一錢炒存性　麝香五分

右藥研極細末和匀臨用乾摻上自能拔毒收口

秘方一粒珠

全川山甲一隻（將廿四兩重分四塊製黃色為度 若有不全處用别甲補全用）

一塊用米醋炙　一塊用松蘿茶煎湯炙

一塊用麻油炙　一塊用蘇合油炙

真西黃三分　飛硃砂二錢　珍珠三分　麝香二錢

冰片二錢　雄黃二錢　蟾酥二分（人乳化）

右藥各研極細用蟾酥人乳再加蘇合油拌搗千杵為丸

每丸約三四分重陰乾蠟封（穿山甲或輕或重各藥亦照數加減）

每用一丸人乳化開陳酒送下量佳者不妨多飲蓋煖取汗

治一切無名腫毒对口搭手癰疽蔓背等症已成者潰

未成者消

弱人吐血虚症疔瘡孕婦皆忌服

○太白九轉丹

專治癰疽蔓背疔瘡一切大毒腫瘡不論已潰未潰并治人咬傷

南星二錢　白芷二錢　半夏二錢　花粉二錢　川烏滚湯去皮尖二錢

草烏滚湯去皮尖二錢　川貝母二錢　麝香五分　山茨菇五錢　吸鐵石五錢飛

右研極細末和匀瓶收臨用放膏藥上一豆許未成即消已成即潰貼

之潰後自然拔毒毒淨自能收口始終者用此為如瘡口黑腐者係洗去再貼

太乙救苦丹 卽三台救苦丹

治一切無名腫毒癰疽敷之立消

天南星一兩五錢 白芷一兩
紫花地丁一兩 黄柏一兩五錢
姜黄半夏各一兩 白芨一兩五錢
木鱉子一兩五錢 川烏一兩
山慈菇一兩 生大黄一兩
赤小豆一兩 文蛤一兩
貝母一兩五錢 白蘞一兩五錢
馬勃一兩

右各味研細末用多年陳小粉八兩打糊為錠于陰干一切俱用醋磨敷蛇虫傷瘰癧等俱可敷

回陽玉龍丹

凡陰症治之陽症忌

草烏炒三兩 軍薑煨三兩
赤芍炒一兩 白芷一兩
南星炒一兩 肉桂五錢

共研細末用熱酒調敷潰（即消或）而不回陽者調敷四圍 并治凍瘡

清涼三黄散

凡治陽症陰症勿用 此方係加入元明粉一兩硼砂一兩大河敷之又加冰片少許

大黄一兩 黄柏一兩

黄芩四兩

共研細末茶調敷或醋調敷潰者敷四圍功同如意金黄散

陰陽冲和散

耑治陰陽通治

紫荆皮炒五兩　獨活炒三兩

赤芍炒二兩　白芷晒三兩

菖蒲晒一兩半

共研極細〻〻用葱酒煎熱調敷

以上三方係癰疽瘡瘍外症敷藥內分陰陽俱看症用藥可也

又方回藥爲金膏

敷一切陽症癰瘡赤腫者

陳小粉一斤加水攤鍋中炒至黑色取出研末再酌量加入

陳醋二味合入爲煎如膏

臨用筆調塗四圍乾者順之并治湯火傷亦可調敷

紫金蟾酥錠 補傳

治一切陰陽腫毒癰癤疽瘡瘍初起敷之作消散藥

無出其右者而且功效甚速

山茨菰兩去毛皮焙 川文蛤兩去蟲土末 千金霜兩去淨油 紅芽大戟兩半去蘆根研

明砂硃五錢　雄黃一錢　寒水石三錢炒　銅綠一錢

胆凡一錢　明乳香一錢畜　沒藥一錢畜　蜈蚣二條炒去頭足

全蝎一錢酒炒　川山甲一錢炙　僵蚕一錢炒　斑蝥一錢

枯凡三錢　輕粉三錢　紅砒三分　皂角刺一錢炒

藤黃一兩酒化　蟾酥一錢酒化　冰片三錢　原麝香一錢

以上各研極細，細和勻，再研。先將蝸牛廿一只去殼

搗合酒化藤黃、蟾酥，調作錠子，陰干收好，不可泄氣。

臨用磨敷

象皮膏
專治癰疽大毒
收口臁瘡爛腿
刀傷等症
象皮炒五錢 赤石脂五錢
龍骨煅五錢 鉛粉五錢
乳香去油三錢 沒藥去油三錢
黃占五錢 白占五錢
右藥各研極細末
先用豬油八兩熬
去渣熬老入黃白
二蠟化完待冷
再攪末藥攪勻
臨用水燉化攤貼

又方硇砂膏
紅硇砂末五錢 西黃六分
白樟腦五錢 麝香五分
草麻肉淨五錢研
梅冰片三分 珠粉五分

硇砂膏
通治一切外症癰疽發背無名腫毒有名大毒瘰癧、
瘿瘤俱可貼之大有功而且不論已潰未潰貼散拔毒
收口俱妙惟疔者忌貼
麻油十斤 槐杏桑桃柳嫩枝各三十寸 浸三日再入
山梔子六百个 穿山甲六兩 童子髮四兩鹽水洗 煎枯
去渣瀝清煎[illegible]離火篩入黃丹一百廿兩不住手攪再微煎
離火候稍溫入後藥
沉香二兩 孩兒茶二兩 真血竭三兩 麝香錢

乳香去油五方　没藥五方
松香一斤去油淨
辰砂兩漂
共藥十一味用大銚
鍋盛滿水另用銅
勺坐滿水內盛藥
先下松香次下腦再
乳没先煎一炷香
餘藥分下煎半炷香
後下辰砂即離火
攪勻和成膏用

秘傳白玉膏
防己　宣木瓜　蒼朮
黃柏各五兩入麻油六
斤煎去渣濾清再
煎百十滚入
至滴水不散攤貼
如欲膏加鉛粉

真象皮十兩 切片炒 炒研末　真硇砂兩　獅珀兩
冰片五錢
各為極細末候溫徐徐加入攪極勻收好臨用隔水燉化
忌見火水燉化攤貼

巴膏　巴氏所傳
此膏貼一切癰疽瘡瘍功同硇砂膏
麻油二十斤　桑枝　槐枝　桃枝　柳枝　杏枝各五十寸 各約重兩 採嫩的　入油中煎
枯撈去渣再入　穿山甲片兩 折碎　煤枯再入
象皮五兩 片　山梔子八十個大的　人頭髮兩[illegible]

白玉膏

善治臁瘡膿瘡諸斑惡毒久不收口者妙

麻油壹斤入大活鯽魚二條煎至枯濾清再煎五六十滾入輕粉五錢 鉛粉一斤 珠粉三錢 象皮灰五錢

右各研極細末離火跡入攪不住手成膏

三味煎枯撈去將油瀝清再煎滾少刻離火每油一斤加入黃丹壽不住手攪煎至滴水如珠離火候溫再加

兒茶錢　血竭錢　硇砂弍錢　研極細候溫攪入不住手攪極勻收好臨用隔水燉化不可見火至要至要攤貼

又方象皮末不煎同硇砂等後入或加冰射各錢更妙

千搥紅膏

專治一切疔瘡無名腫毒並治銅鐵竹木瓦石入瘡入肉用此可以拔出鐵子入肉以可提出屢試如神

銀硃錢　草麻肉錢

嫩松香 兩　黄丹 [illegible]

輕粉 五錢

右共搗如泥乎搥成膏臨用取黄大一粒粘大一切疔瘡無名腫毒已成者將銀針刺破將膏貼上外以别膏蓋之竹木銅鐵入肉不必刺貼之即出或疔瘡腫毒膿頭未出如法貼之并治瘰癧潰後根不出者如法治之　膿毒清者忌貼

拔疔膏
治面紅絲疔蛇頭疔等症并治癰疽
人言五錢 蟾酥五
青黛五 兒茶五
沒藥五 乳香五
血竭五 象皮五 蜈蚣五
冰片四分 麝香一分
共研極細末用棗肉打好如丸黃豆大 臨用如衣
每用一丸加蜜少許調塗以膏蓋上一宿即即末愈再塗一次

聚疔將軍散
治七十二種疔毒數上真治疔之聖藥
小將軍草 不拘多

拔疔毒神丹

常治一切疔瘡無論已潰用此能拔毒外出

硃石 三分 生研　炙龍衣 一條 即蛇蛻

明雄黃 三分　蜈蚣 七條 炙

路路通 三分 炙　淡黃昇 分

耳中膜 少許 炙黃　金蟲 七只 炙

班猫 七只 炙

右藥研極細細已潰撒上膏蓋之未潰者銀針破撒膏上貼之

消疔拔頭丸
秘方專治一切疔瘡初起用之大妙 滴乳香 去油 沒藥 去油
草麻子大白仁一百四十粒 核桃殼三十個 搗味 千搗成丸
黃豆大放膏上貼之一宿日即愈 先用銀針破安貼之

急救疔瘡走黃神方
專治一切疔瘡
丁香四分 木香四分
乳香五分 麝香三分
沉香四分 雄黃六分
右研極細末準香日收
合和勻作極細用
碎瘡頭將醋一點用
少散上膏蓋二三日愈

少燒爛敷上留頭百試百驗

○湯火神方九一丹

凡治湯火所傷或起泡或紅腫或皮破爛不堪者用此丹者不至潰爛之苦即能全愈驗過

黃柏九分　細辛一分

各研極細和勻臨用麻油調敷立愈

葵油散

專治湯火傷用麻油一瓶待秋葵花開時每日清晨將鮮花用筋夾入油瓶浸封好用時敷上立刻消腫定痛

湯火仙傳冬霜散

治症仝前方用法此方易妙驗過

冬桑葉　不拘多少放瓦焙

研極細臨用麻油調敷

雙龍散
專治爛脚
枯凡一錢 水龍骨六
伏龍肝一錢 煅石膏一錢
棉花灰一錢 百草霜
共研細末日搽
四五次愈
八寶臁瘡生肌散
治臁瘡爛腿
腐淨收口
輕粉一錢 兒茶一錢
胭脂一錢 血竭一錢
龍骨一錢 寒一錢 冰庀一厘
共研極細〻或
乾搽或油調
爛腿奇方
治臁瘡爛極
之脚
靈磁石一錢
黃丹一錢 輕粉三

增補臁瘡神收口丹

專治臁瘡爛腿毒盡收口大妙

石決明 煅二錢　川黃柏 生

川黃連 一錢　血竭 五分

犀珀 一錢　乳香 一錢

寒水石 煅二錢　冰庀 二分

共極細末搽上收口或加飛白礬 五分 全同

臁瘡第一白油膏

治臁瘡腿爛十數年不愈者一切濕瘡坐板瘡等

紅銀珠二錢　海螵蛸二錢　乳香三錢　没藥三錢　共研細末或乾摻，或油調

銅粉散

治足上冷疔臁爛不堪者

鉛粉二錢　鐵粉二錢　黃丹二錢　輕粉五分　麝香一分

研極細末摻

臁脚秘方

治一切臁瘡臁腿

異藥五錢　歸尾一錢　血竭一錢　乳香二錢　没藥一錢　兒茶二錢　珍珠三錢　雄黃五分　龍骨五錢　象皮五錢　赤石脂五錢　馬勃二錢

俱可貼拔濃毒收口俱妙

真桐油一斤　防風五錢

香白芷五錢

二味入油煎枯濾去渣再煎入雞蛋一個去殼煎至焦黃撈去再煎至亮而能黏入眉目者下白蠟六錢　黃蠟四兩鎔化攪勻趁緊用厚竹紙一二十張約八寸長四寸闊張張放油中一浸隨即提起放風處吹乾像張張隔開碰在一處者雖數日亦不乾臨風吹透用時照瘡口剪一塊貼之可貼四五日

雪飛丹

冰片二分 麝香一分
海螵蛸二分 白蜡二分
共研細末搽之

靈茶散
兼治湯火洗傷及
耳内出膿流水
童便數日不干者
孩兒茶二錢 冰片一分
共研末搽患處

夾紙膏
漿色膿瘡爛腿
痛痒不休
黄柏 兒茶各一兩
輕粉一兩 雄黄一兩
血竭一兩 沒藥一兩
枯礬一兩 銀硃一兩
五倍子一兩
右藥各一兩研細
細末油調成膏
用夾紙青色貼
之五日一換

治爛腿臁瘡不論有毒無毒俱可搽之爛孔深者
猪油調成膏貼
飛净黄丹一兩 雪白輕粉一兩 人中白煅一兩
鉛粉一兩
右藥研極細末和匀撒上即愈

。膿窠立效散
治風濕膿窠惡瘡臁瘡爛腿浸淫不㕞等
黄柏五錢 公猪膽汁塗上炙乾研 石膏三錢
輕粉一兩 黄丹一兩五錢 枯礬一兩五錢

立效散　治臁瘡爛腿似爛非爛而疼瘡而癢好黃水淋洗用　五青丹　銀紅一錢　二味顆料店買　共研極細末麻油調勻敷患者有瘡痛須忍之

又方　專治臁腿爛久瘡者　黃蠟五錢　銀朱五錢　黃丹五錢　輕粉三錢　龜板一錢　蛤殼一錢　輕粉三錢　松香三錢　共和極細末和勻摻之再用油調作膏係貼

研細末和勻，濕者乾摻，乾者油調敷。

松杉散　治腳面爛瘡久不收口　松香錢　鉛丸一錢　杉木炭一錢　共研極細細摻上或油調敷

青黛散　治陰濕腳瘡久爛　銅青一錢　黃丹一錢　膽礬一錢　密陀僧一錢　輕粉一錢　石膏一兩　右各研極細末和勻敷摻上痛一夕即結痂　此治極癢之瘡大妙

五青散　治腳指丫臭爛瘡名臭田螺　青石屑（田市中多人走者又要潔淨青石刀刮取末）加絲綿灰少許　冰片少許　全敷

黃龍散　治臁瘡腿爛　水龍骨一錢　黃丹一錢　煨石羔一錢　共研極細乾摻油調俱可

瘡部五方

○松香散

治一切小兒胎毒並蠟梨瘡及男女一切濕瘡黃水天泡漆瘡淫及不堪者用之如神

老松香二兩製去油　黃丹一兩微炒　鉛粉五錢炒透不留鉛氣

真青黛一兩　白礬二兩入頭髮少許同燒枯為度

右五味各研細末和勻用瓶收好用時以豬油少許并入藥少許同打勻用夏布包擦如膿水淋漓者於乾藥撒上神效之至

四黃散

專治一切瘡疥膿窠等症

雄黃 硫黃五錢 昇藥五錢

蟬蛻三錢 東丹炒三錢

右藥各研細末以明礬五錢鎔化拌入前藥和勻急取下傾竹管內候冷磨細研末搽，或油調搽

三黃散

治小兒初生月餘或遍身發瘡者或三四日後者用此大粉洗浴淨敷

黃柏五錢 川連五錢

雄黃五錢 黑藥三錢

潮腦五錢 冰片三分

右藥研細油調搽

○紫蘆散

治小兒胎毒赤色無皮或膿血淋漓或胎中受父母楊梅瘡毒並男婦陰瘡繡毬風淫爛不堪及一切濕瘡潰、爛不堪撒上立刻止痛消腫二三日即愈靈驗無比並治楊梅下疳大妙

輕白爐甘石壹兩用童便淬七次黃連汁淬七次　厚川黃柏七錢猪胆汁塗炙七次

紫甘蔗皮五錢燒存炭淨末　粉口兒茶五錢　菉豆粉五錢

赤石脂五錢煅　頂上梅花冰片五分

右七味各研極細和勻用時濕者乾撒乾者麻油調敷如毒重者加入珍珠七分西黃三分其效更速

青蛤散

一切瘡疥淫瘡濕瘡黄水瀉淋等症俱治而且極效

蛤粉煅一兩　真青黛三錢

熟石膏一兩　輕粉五錢

黄柏五錢

共研極細〻〻收好臨用濕者乾摻乾者麻油調敷并治下疳

紅黄丹

一切瘡疥淫濕諸瘡俱治

紅棗八錢去核炙炭淨末　黄丹[illegible]

松香[illegible]製畄　枯礬[illegible]

右藥研細搽治乾者濕搽

○香黃散

治總各悪瘡或痛或養諸班黃水膿膖肥瘡淫爛濕瘡禿瘡小兒胎毒等症治之立見功效

製淨松香[illegible]　雄黃[illegible]

㐲黃丹[illegible]　炒黃柏[illegible]

洋青黛[illegible]　無名異[illegible]炒透研

人中白[illegible]煅　上鉛粉[illegible]炒

枯礬錢　兒孩茶二錢即兒茶

淨輕粉炒五分　銅綠五分

真綠豆粉半

右藥共研極細，濕者乾摻，乾者油調敷。

青黃散

專治濕瘡、小兒胎毒、黃水膿泡濡之瘡

黃柏二兩曬研　甘草二錢曬研

青黛兩　滑石飛兩半

共為細末，和勻摻擦之，乾者油調搽。

黃靈丹

治一切濕瘡小兒胎毒楊梅下疳

蛤売一兩煅過　熟石膏一兩

掃盆五錢即輕粉　黃柏五錢

共研極細用法如前

又方

黃丹錢　青黛錢　紅棗燒炭錢

製松香錢　輕粉錢

共研極細收用

粉黄散

专治脓窠黄水湿疮

硫黄钱　　铅粉两

煨石膏三两

共研极细，六六用之，粉上见效

赤黄散

专治臍梨头疮，小儿头疮，极有功效

赤石灰两（炭火中炒赤）　　明雄黄两

百草霜两　　胆矾六钱

輕粉乂　　榆樹皮三乂

共為細末剃頭後用猪膽汁調搽之立效

五宝霜

專楊梅結毒便毒下疳腐爛不堪者用以侍昇藥去

爛腐大妙放膏上貼之

水銀两　　硃砂三

雄黃三　　白礬一两五

綠礬一两五

五味入鍋作一堆大碗蓋之四面帋條嵌緊重物壓之放炭火上文火煉三刻鐘候冷取大碗上刮下埋地中陳久用

前藥埋地中越久越妙取出每末三錢加入

乳香五分製　没藥五分製

和匀研細每用放膏上貼之

鳳衣散

專治男婦陰瘡陽物腐爛破壞用此大妙

鳳凰衣一分微炒　輕粉四分

黄丹一分　冰片二分

共研細末極細細瓶收擦上或用雞子清調敷

旱螺散

治楊梅結毒魚口便毒下疳陽物破爛破者

白螺螄殼三錢 煨　輕粉 錢

冰片三分　射香三分

共研細香調敷

珍珠散

專楊梅結毒破爛不堪者

珍珠粉 錢　象皮 錢 沙泥炒黃

没藥 錢 去油　黃連 錢

輕粉 錢　黃柏藥末 錢 大約即黃昇藥

五倍子炒錢　乳香去油錢

共研和勻極細收用收米泔水洗淨將此撒上無不立驗

又西黃散

治楊梅結毒下疳

西黃錢　冰片錢

官粉錢　羊角炭增酌加入

共細末听用

又方治下疳

粉口兒茶兩　和冰片少許用撒上亦妙

八宝生肌散

專治下疳結毒

製甘石八分　兒茶钱

甘草炭八分　灯心灰钱

黄柏末钱　珍珠粉分

冰片分　生地炭分

共研極細々々撒之

銀青散

專治男婦陰瘡下疳等症

橄欖核二錢 煅存炭　寒水石一錢

冰片七分　白螺螄殼兩 煅去泥

共研為極細〻〻聽用

生肌收口散

專治楊梅下疳等收口

鉛粉一錢　石膏一錢

赤石脂一錢五分　象皮一錢 油泥炒

血竭五分　兒茶五分

輕粉七分　乳香五分 去油

没藥五分　去油　龍骨五分

鳳凰衣三分

共為細末研用

又生肌散

赤石脂錢　乳香錢五分

龍骨錢五分　輕粉錢五分

血竭三錢　硃砂五分

象皮五分　没藥錢五分

螵蛸五分　白蠟錢

共為細末搽

疳瘡方

治下疳潰爛

橄欖炭 三分　青黛一分

冰片了元　木鱉子 一枚 去毛焙

蝸牛殼 三十分 炙

共研細末搽之大妙

○金銀散

治一切極癢之瘡滛經遍身不堪者

好硫黄一两研細放銅杓內銷化即〻攪入銀硃另攪勻速離火倒油紙上待冷

右藥化時火不可大至要冷定研極細濕者油調敷乾者乾

掺

○奪命紅棗丹
專治咽喉風痺双单乳等症
當门子二 冰片二 杜蟾酥二 巴豆霜二 月石三分 山豆根三分 老薑粉三分
右藥係揀道地名研極細細末勻臨用時以小紅棗一个切去蒂去核外皮勿損傷入藥一釐許收裹蒂頭塞入鼻孔得嚏漸通塞一週時起出[illegible]

咽喉口舌部 丑方

○七十二症元硃丹

專治咽喉七十二症通治男婦老小不論虛實双單喉蛾赤白喉風喉癰喉痺喉癬喉纏鎖喉風火喉症喉閉大險惡諸症時待瘟疫白喉皆可吹治百試百驗起死回生之室靈丹也兼治老幼口瘡紅腫赤爛者俱治舌痛亦用

精製元明粉五錢製法見後即光亮潔白牙硝　硃砂一錢水飛淨

真硼砂五錢　大梅冰片八分

右藥研極細々々拋收好臨用日吹八九次即愈

雖亦無碍矣

加味冰硼散

通治咽喉口齒諸症及重者用此大妙

製元明粉五錢　硼砂五錢　硃砂五分　加明雄黄二分　冰片五分　人中白二錢

研細瓶收吹用

青黛散

治咽喉蛾癰口瘡牙疳俱治

青黛三錢　薄荷三錢　雄黄三錢　冰片三分　月石三錢　兒茶五錢　珍珠五分　[illegible]

共研末吹入立愈

製元明粉法即牙硝朴硝也製法全可以用之每製揀冬月極冷天氣天氣熱者硝不肯結用皮硝四五斤以大銅鍋內入水一斗煎化用細絹濾過去泥再入銅鍋酌量加水水隨煎乾水隨加再入大蘿蔔三四斤切薄片塊並入鍋內用漫火煎至蘿蔔且爛撈去再入鮮蘿蔔再煮總煮之四五次拔盡硝鹹之味為度再用細絹二層瀝極清放露天當中一夜其內結有明亮者為牙硝即元明粉朴硝也取出風乾收用底下有泥沙結者刮去之切用製日係揀冰凍天氣為妙

又方甲乙丹
清名青龍丹專
治風火咽喉各種
險症腐爛不堪
青黛三分 犀黃一分
珍珠三分 人中白三分
硼砂三分 風化硝一分
頂上雷[illegible]三分 冰片二分
兒茶三分 燈草灰一分
共研細和勻吹用
如不爛單紅腫者
去珠黃二味加入
薄荷末二分 蒲黃三分
和勻吹并治口疳
[illegible]返魂丹
專治咽喉重症
犀黃一分 冰片二分
淨青黛一分 同[illegible]一分
金汁邊陰干研細用
珍珠一分 人中白一分

祕傳三十六種喉科如意丹

此方通治咽喉三十六種險惡之症喉脹塞耳綳緊閉者用丹吹左右鼻少傾口開再吹喉中二三次喉開再吹入即專治喉中諸險之症有朝患夕斃之症用此治者百醫百活而且功效極速更勝前方七十二症

蘇薄荷五錢　桔梗二錢
硼砂二錢　鵝不食草二錢
山豆根三錢　青魚胆一錢 自備者方真 藥居者恐假
兒茶一錢　黃柏一錢

熊胆一分 硼砂一錢
頂上紫雪丹一分 牛黄一分
大冰片一分半
右研極細聽用 如
風火加薄荷四分 陰
虛加黄柏四分 喉
閉加猪牙皂三分 腐爛
須一分 喉痛如風熱
者硼砂二味加入黄
茶三分 川連四分 三分
毒重者加珠粉
雄黄一分 血竭四分
鹽 金丹
此治咽喉口舌
薄荷一分 百草霜一分
麻黄一分 冰片三分
人中白一分 元明粉一分
燈心灰三分 甘草一分
硼砂一分 蒲黄三分
各研極細 研勻
吹有痰加 牙皂一分
殭蚕灰一分

姜虫二錢 炒僵蚕　雲連一錢
元明粉一錢　牙硝五分
血竭五分　槐米五分
牙皂五分　真熊胆五分
土茯苓五分　川烏梅三個 煨炭
明雄黄五分　青黛五分
大粉草五分　龍胆草一錢
青果炭三個　硃砂五分
右藥廿四味研極細末再加冰片五分麝香三分再研淨細吹用不可泄氣

回生保命玉蝶丹
專治咽喉口疳耳
内蛾喉大痛出血
犀黄五分 青黛一钱
青魚胆汁拌透陰干
再研用
天竺黄五分 硼砂五分
孩兒茶五分 人中白煅
大冰片一分 真珠一分
三黄散 甘石五分
共研極細末吹用

太乙聚寶丹
專治咽喉如神
靈驗
犀黄一分 龍珠八分
硼砂三分 薄荷八分
青黛三分 雄黄三分
人中白三分 川黄柏三分
孩兒茶三分 冰片四分
右共研極細吹
入

柳華散

治咽喉紅腫赤痛口瘡舌痛腐爛久腫者走馬牙疳
等症俱治

真青黛 一两　炒黄柏 一两

炒蒲黄 一两　人中白 煅 一两

硼砂 五钱　冰片 五分

共研極細〻〻末瓷瓶收臨用吹入八九次即愈

人中白散

治男婦大小走馬牙疳咽喉赤痛口瘡腐爛臭者

○風化散秘方
治走馬牙疳立刻取效
蓬砂蒲黃要經過久煮色白不臭用者
散兜上犀黃加入冰片
共研極細吹用

○口瘡珠黃散
治口瘡牙疳白腐重者
犀黃一分　蘭珠一分
硼砂三分　冰片二分
兜茶一錢　人中白一錢
薄荷五分
研細末和勻散

○一粒金丹
專治咽喉重症痛如刀割飲食不能之至能止痛進飲食如神

舌痛或舌根腫大子舌墜下等症俱治

人中白一錢　兒茶一錢

真青黛一錢　薄荷五分

白硼砂一錢　元明粉五分

馬屁勃五分　冰片二分

共研極細〻〻之末瓶收臨用吹入八九次五症重者用

珠黃八宝丹照原方加

珍珠粉五分　犀牛黃二分

共研細和入前方藥吹用其功更速

咽喉急救異功散

喉腫喉閉喉癰諸大險惡之症能拔風火毒外出毒者內無害也

斑蝥四錢去翅足糯米炒黃去米用　真血竭六分

乳香六分　沒藥六分

全蝎六分　元參六分

麝香三分　冰片三分

共研極細末瓶收好臨用少許如黃豆大放膏不論何膏上貼外面喉管近痛處此藥有毒萬不入口至要至要約二三時即起泡速揭去膏

熊胆一分　琥珀一分　蟾酥一分　珊瑚一分　珍珠一分　冰片一分　雄黃一分　天竺黃二分　沉香一分　川連一分　大黃一分　川烏一分　草烏一分　人言二分　硃砂二分　麝香一分　右十三味各研末和勻用人乳為丸如菉豆大金箔為衣每服一粒放舌下隨津含化吞下百病可醫

[illegible]錢散　專治咽喉重症喉[illegible]等症　真犀黃[illegible]　青黛[illegible]冰片[illegible]　[illegible]錢[illegible]

珍珠二分 象牙屑二分
共研細收好吹用
咽喉散
專治咽喉
牛黄二分 川連五分
冰片五分 薄荷三分
[illegible]炭三分 硼砂五分
元明粉五分 僵蚕二分
共研極細吹之
糜口丹散
治小兒初生牙疳
口瘡腐爛不堪
者并治喉症
人中白[illegible]
兒茶四分 青黛二分
薄荷三分 黄柏二分
雄黄二分 冰片五分
青果炭三分 [illegible]
銅青三分 硼砂[illegible]
雞内金[illegible]
右藥研細和吹

藥不可稍緩用銀針挑破去毒水即愈屢驗屢效不
可輕視

口瘡牙疳急救三妙散

走馬牙疳口疳小兒再敷雖而且此症再速遇有走馬之名不救者一
二日即能斃命此散專治男婦老幼牙疳口瘡腫及腐
爛不堪極重神昏險惡之症并小兒不能服藥者撒此方大妙

生大黄三錢　真菉豆粉二錢

全丁香一百粒

右藥研極細末瓶收臨用六五錢醋煮熱調末敷兩足心其毒自化外吹金鞭等藥

舌蕈散
治舌出血不止生
蕈者
五倍子三錢 烏賊[illegible]
銅綠三分
共研細末搽於蕈上
用小膏蓋之方能
久留於舌上日日
加搽愈後止

青涼散
治舌上各症 重舌
木舌 或舌腫大 又
論言者
龍腦薄荷一錢 青黛三分
火硼五分 硼砂五分
殭蠶一條 [illegible]
共研極細細搽
舌上立消

補舌散
治舌被傷咬傷
血出不止者

金鞭散

專治走馬牙疳 膿流腐爛 紫血臭而不堪 或風火牙疳

赤腫焮痛者等症

綠礬 五錢 放瓦炒赤透用　人中白 二錢

雄明黃 雄黃一錢 飛　真麝香 一分

梅冰片 一分

共研極細細 入瓶收 臨用銀針刮破腐肉 吹上 日吹八九次

立見功效

赤霜散

蒲黄一錢 紫降香一錢
五倍子五分 黄丹五分
共研極細末敷
上止血定痛生
肌

青芝散
專治咽喉風火時
邪双單蛾等症
川連八分 青黛一錢
梅冰片一分 硼砂一錢
西瓜霜一錢 橄欖核一錢燒
絲瓜葉一錢
右藥各研極細
極細和勻吹入立
效

紫袍散
專治咽喉十八症
又名石青散
石青 真青黛
硃砂 硼砂各一錢
冰片一分 明凡一錢

專治走馬牙疳腐爛不堪者雖久爛之孔生肌易速

紅棗一枚去核 裝入 紅砒一粒如黄豆大 紮好放瓦上炭

火燒之煙枯烟盡為度取出候冷加入冰片一分研極細末

臨用吹入即愈

瓜霜散

專治風火咽喉赤腫紅爛如芝有寒熱者或傷寒咽

症俱可吹治

黄瓜霜法 秋月取老黄瓜一条切去蒂將內中挖空裝入朴硝 裝滿將蒂蓋上掛有風無日處七八日外面起白霜刮下用

右藥一味收取研細吹用或碰入後藥用

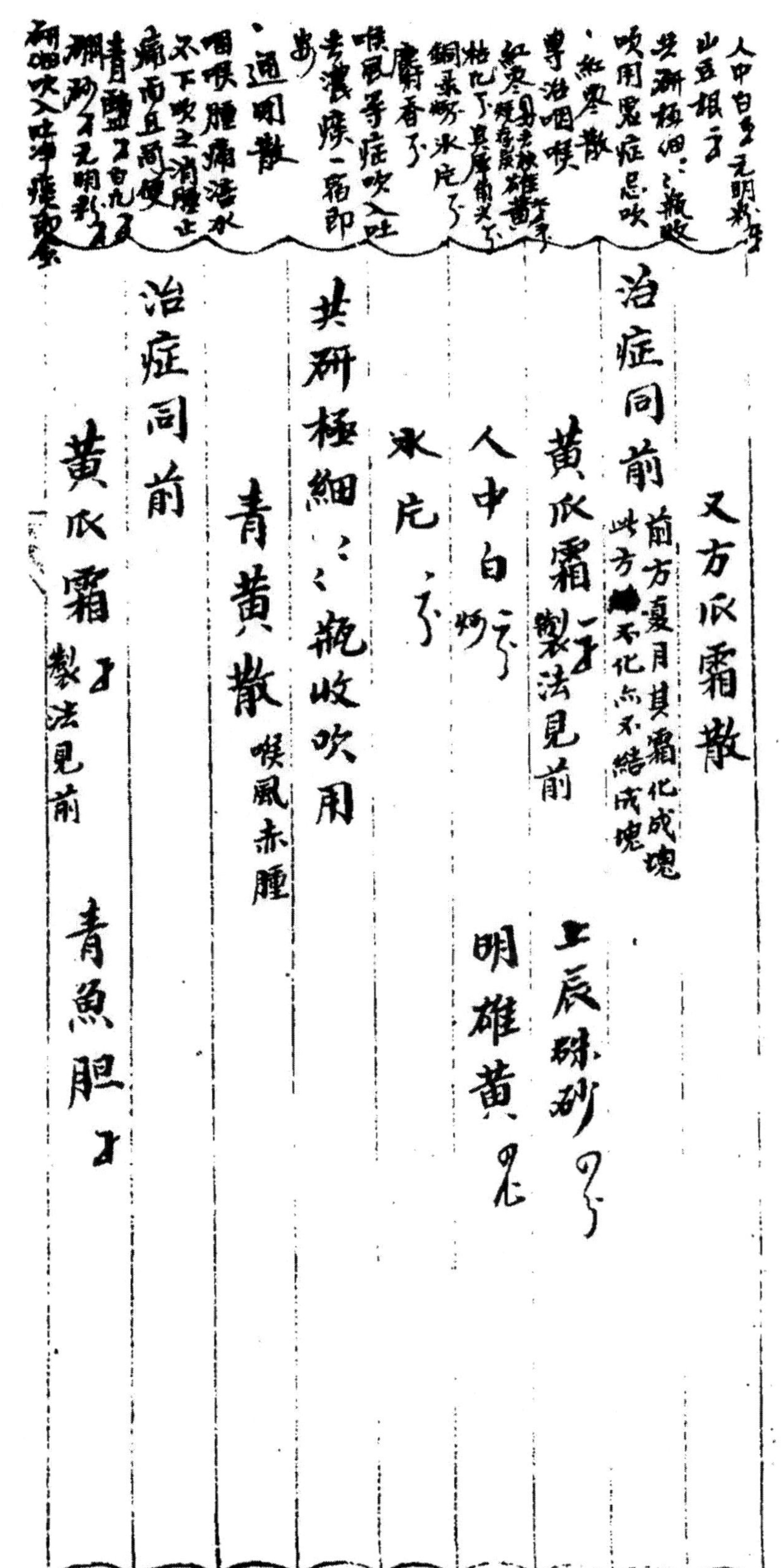

人中白三分　元明粉五分
山豆根三分
共研極細ゝゝ瓶收
吹用　患症忌吹
、紅棗散
專治咽喉
紅棗一個去核入雄黃煅存性
枯礬一分　真犀角尖一分
銅綠一分　冰片一分
麝香一分
喉風等症吹入吐
去濃痰一碗即
安
、通關散
咽喉腫痛湯水
不下吹之消腫止
痛而且開便
青鹽一分　白礬一分
硼砂一分　元明粉一分
研細吹入吐淨痰即愈

又方爪霜散
治症同前　前方夏月其霜化成塊　此方■不化亦不結成塊
黃爪霜一錢　製法見前
壬辰硼砂四分
人中白一分煅
明雄黃八分
冰片一分
共研極細ゝゝ瓶收吹用
青黃散　喉風赤腫
治症同前
黃爪霜一錢　製法見前
青魚胆一錢

冰硼散
咽喉口疳
薄荷錢 硼砂錢
人中白八分 川連八分
青黛五分 元明粉六分
山豆根八分 冰片五分
陳膽星五分
研細吹入立效

珍珠散
口瘡牙疳極重
之症咽喉腐爛
硼砂錢 明雄黃五
川連錢 茶兒錢
人中白錢 冰片錢
薄荷錢 黃柏錢
大顆珍珠五分
右藥研極細末吹
入立效

喉癬百驗丸

共研細末吹用

鳳衣散

治一切爛喉風白喉症風火喉症起白腐者吹之立能去腐生新

青果炭錢　薄荷錢
兒茶錢　川貝母錢
黃柏錢　鳳凰衣五分焙
冰片五分

共研極細々々瓶收臨用日八九次立愈

專喉癬久久不愈
冰片一分 牛黃一分
胆凡三分 山豆根三分
硼砂八分 明雄黃八分
兒茶八分
共研極細末，另
用烏梅三只去核
搗和，由丸如龍眼
大，臨臥噙口內
過夜，即拔丸除根

萬應至宝丹

專治喉中七十二症，通治不論虛實

上犀黃一錢　珍珠一錢

焙乳香二錢研淨　磨辰砂一錢

灯草灰三錢　兒茶二錢

香白芷三錢　黃柏三錢

薄荷七錢　甘草三錢

青黛三錢　上血竭三錢

共研極細細，加冰片一錢，再研極細，瓶收吹用

碧玉散

治咽喉七十二症俱治口瘡牙疳并治

硼砂 三錢　膽礬 三分

冰片 三分

共研極細極細末臨用吹八九次立愈

粉黃散

治走馬牙疳腐爛不堪用之大有功效

綠礬 一錢 煅紅透　煆石羔 三錢

兒茶 一錢　硼砂 一錢

齒痛立止　五倍子一味煎濃汁盥痛處並含口內驗過

人中白錢　人中黃錢

冰片錢

共研極細〻〻瓶收吹入能定痛去腐生新大妙

療牙止痛散　止齒痛大戰燒咬痛者立效

專治風虫虛火牙痛甚者

牙硝二錢　硼砂二錢

雄黃錢　冰片五厘

麝香毛厘

共研細末紙包少許放塞痛處立止

取牙魚霜散

牙不宜取（取者滿口牙俱鬆）如痛而不堪時發不能飲食不得意、取之用

鯽魚（一条約八九兩重破腹裝入）白砒末一錢（掛有風無日處并無貓鼠之處七八日魚身發白霜毛刷下用）

右藥收好臨用以膏藥滋少許藥少許拌勻貼患牙齒片刻落下湯漱盡口

碧雪散

治咽喉口瘡重舌木舌先用銀針刺舌患處令出血茶漱盡口將藥敷舌上咽喉口瘡用時吹入

蒲黄、青黛、硼砂、甘草壹、樸硝各了

合研細和勻吹數

金鎖匙

治喉閉纏喉風痰涎壅塞口噤湯水不能下用此吹入開

吐痰涎大妙

焰硝四了　硼砂五了　雄黄二了

氷片三了　白殭蚕才

研極細吹上痰涎即能吐出

元弓吹喉丹

專治咽喉各症

珍珠弍分 青黛三分 黄柏三分 薄荷分 硼砂弍分

川連分 射干三分 山豆根三分 白殭蚕分 冰片分

右研極細末吹入立效

二号吹喉散

犀黄分五 珍珠一分半 熊胆一分 冰片分 麝香壹分

川連壹分 琥珀弍分 柿霜弍分 硃砂分半 雄黄叁分

蒲黄三分 硼砂弍分 孩兒茶三分

右研極細末日夜頻吹

三号吹喉丹

爐甘石三錢（三黄製） 犀黄錢 冰片錢 硼砂三錢 熊胆三分

天竺黄三錢 製没藥四分 製乳香四分 青黛四分 珍珠錢（製）

人中黄三錢

共研極細細瓶收吹用

四号吹喉丹

青黛錢 冰片三錢 薄荷三錢 硼砂五分 滑石分

人中白錢 天花粉錢 元明粉錢

共研細末吹用 此元二三四之号（通治咽喉七十二症無不立刻去衆 此係秘傳萬勿輕視）

錫類散 壬寅年蘇杭白喉爛喉痧早起夕斃者，此方救活之人不記其數，能治一切惡爛喉症，大妙。

真真象牙屑 焙，三分　濂珠 三分　飛青黛 六分

人指甲 五分　壁錢 廿個 木上不用，焙　梅花冰片 三分

西黃 五分　猴棗 二五厘

右研細末瓶收

摩翳障新方

治風火眼目翳障等

白硃砂即頂上極細青白磁碟古磁為上每用以童便合醋淬煆二十一次研極細水飛

牛黄、熊膽

麝香　珍珠

冰片各一分　石燕

石蟹　琥珀

珊瑚各三分

煅爐甘石三分　蕭老

其各研極細〻和匀再研用水要調點

法製爐甘石真〻八寶珠黃散

羊腦輕白爐甘石半斤　先取童便一碗再取川連、黄柏、黄芩入水四碗煎濃汁一碗後將甘石放瓦上蓋好埋入炭火中煅三柱香工夫取起乘熱即淬入童便內浸之冷透取起再放瓦上蓋好炭火中煅紅透取起乘熱即淬入三黃湯浸之冷透取出研之極細〻為度或用前三黃湯濾清將甘石飛過数次更妙不飛亦可晒乾研細待研後藥用或用後十三味精製甘石研後藥用更妙〻勝前製法

西琥珀三分　珍珠粉三分

辰硃砂一錢　硼砂一錢

西牛黄三分　梅冰片一錢

射香一錢　前製甘石七錢五分

右藥各研細和匀再研極細〻〻瓶收固勿洩氣能治七十二症眼症不論風火實虛老少男婦一切翳障起星赤目紅絲等或赤爛五色翳膜赤眼拔睛或老目昏花不能視物迎風流淚羞明目眩目糊上障作内火外風等症將藥點兩眼角每日點三五次一二日即愈百試百驗

法製爐甘石秘法煉成木硇

擇吉日收煉不用婦人雞犬四目所見先将石作一爐週迴一尺内放新瓦一張入頂上爐甘石毋再以瓦蓋密四面遍炭燒紅武火煅三桂香工夫取出即淬入三年陳醋内用二大碗待温用力搓洗再入鍋罐加水一碗再煅一炷香取出入桑柴灰汁内漂洗乾净研細末名木硇研細听配後藥

武用後十三味精製爐甘石配後藥用亦可而取更妙

木硇氷硼散 治一切火眼赤眼紅眼紅障等症 專治火目

木硇一兩　白硼砂三分　硃砂三分

冰片 三分　琥珀 三分　姜霜 一分

右六味各極細末和勻瓶收好用時日點三五次即瘥

木硇珠珀散 專治一切時氣眼症并各總風眼

木硇 一兩　珍珠 三分　琥珀 三分

白硼砂 三分　冰片 三分　射香 三分

右各研細和勻瓶裝臨用點四五次見效

木硇珍寶丹 專治一切新久障翳白膜白雲起星起點等症點之甚妙

木硇 一兩　琥珀 三分　珍珠 三分　冰片 三分

白硼砂 三分　白丁香 三分　白氣砂 二分　研細末瓶收點

十三味精製爐甘石真〻珠黄明目至寶丹

上〻輕白爐甘石一斤 打碎如蓮子大揀吉日用童便浸一日一換浸四十九日去童便用清水漂淨晒乾放瓦罐内蓋好埋炭火中煅三柱香工夫時起出研極細〻末再用

羌活三錢防風三錢白菊花四 金銀花四 穀精珠四

川連三錢黄芩三錢全當歸三錢白蒺藜四 蔓荊子三錢

川芎三錢白芷三錢生甘艸三錢

右十三味煎極濃汁盡鍋濾去渣將甘石細末拌入炭火上烘燥研極細過篩再入後藥并可合一切眼藥如用甘石者將此待入更妙

前製甘石 約用五錢 元明粉一錢五分 用黄水霜待更妙

製丹石 五分枯過 飛東丹一錢

珍珠一錢 絹包豆腐内煮過 犀黄三分

梅花冰片 五分

共七味，各研細末，和匀再研極細細用小口甆瓶收好，不可洩氣。能治眼科七十二症，不論虛實風火，老少男婦，一切赤目障目起星及翳膜，不論赤白或紅絲目眵目昏，老眼失明，迎風流淚，羞明或赤爛等，將藥日點四五次，即愈。屢試屢驗。

硝爐散

治一切風火氣眼赤白翳肉火赤眼起紅絲等或紅腫炊痛赤爛風燥等症甚妙此葉天士先生眼科秘方

十三味精製爐甘石一錢 原方本用十三味製過甘石，製法見前

朴硝三分

頂上四六梅花冰片一分

右藥三味各研細末和匀勿可洩氣臨用點兩眼角每日點四五次即愈

八寶光明石珍散

專治眼科七十二症不問風火燥濕男婦老少翳膜障星膜等症并胬肉紅絲赤腫俱治

十三味精製爐甘石 三錢

硃砂 六分　硼砂 六分

珊瑚 炒 六分　珍珠 三分 絹包豆腐内煮去油

冰片 三分　原射香 三分

石燕 一分

右藥各研極細末和匀瓶收好用時點兩眼角

七十二症通治

治眼科不論何症俱可點治此即通治之藥而且靈效勝嘗此係家傳秘方萬勿輕視

爐甘石 五兩 分為二次一半童便煅七次一半黃連汁煅七次研細听用 或用十三味製甘石亦可

製乳香 一錢　製没藥 一錢

輕粉 一分　白翙 五分

硃砂 三分　熊胆 一錢

硼砂 三分　血竭 一錢

銅青 一分五　珍珠 三[illegible]分

琥珀三分　石蟹一分兒

牛黃一分兒　射香一分兒

白丁香三分　瑪瑙二分兒

梅花冰片臨用加每藥末錢入冰片五分

右藥先將爐甘石研細分爲四分再將十七味共和處研極細末盛瓶中候用如風眼氣眼爛眼用童便煅甘石一兩入細藥末一錢若火眼赤眼毒眼用黃連煅甘石一兩入細藥末一錢研和點之效驗如神

八珍散

治一切眼症赤白翳障星膜風火胬肉扳睛紅絲赤腫等疾俱可點之此係呂弘泉秘授

十三味精製爐甘石一錢

白硼砂三分　珍珠三分

琥珀三分　蕤仁六分 去壳研用紙包數層壓去油再蒸再壓再研油淨用

冰片三分　射香一分

共研極細＜＜瓶收臨用點倆眼角日點五六次即瘥

七寶光明勝金丹

治一切眼疾肝風目赤不論遠年新久風火老目昏花翳障等症

十三味精製甘石二兩

荸薺粉二兩用荸荠去皮榨汁晒乾用野荸荠更妙

珠砂三錢 白硼砂三錢

西琥珀一錢 冰片一錢

射香一錢 一

共研細末收磁瓶點一切目疾百驗百效

珊瑚紫金膏

專點七十二症不論男婦老少虚實内外翳障星膜白雲赤絲風火赤白眼症俱治

十三味精製爐甘石一兩

黄丹一兩　製乳香二錢

製没藥二錢　海螵蛸二錢刮去皮甲微火炙研細

真白硼砂二錢　青鹽五分

麝香五分　冰片三分

以上共研極細〻〻之末再將白蜜熬成用絹袋濾清

酌量碰入前藥末夏老冬嫩攪極匀瓶瓶收點不可洩氣治七十二種眼疾屢用如神

琥珀五宝散

專治胬肉睛膜白雲板睛等症

製爐甘石一兩 用前製木硇法製

琥珀三分 珊瑚三分

白丁香一錢 水飛 白硼砂三分

共研極細〻〻之末臨用點上甚效

漏眼四仙散

治一切漏眼生管年久不愈或膿漏淚漏等症俱治

百試百驗

製甘石一分　梅氷片一分

蚊蛤一錢 即五倍子內出　牛黃一分

右藥共研極細〻〻瓶收好臨用點兩眥內其管自消

漏自愈

甤仁膏

專點內外翳障星膜等

蕤仁淨一兩 去殼紙包壓去油

硼砂一錢二分 熊胆二錢

右藥研極細々々用生白蜜四兩調勻入磁瓶內點用

治點胬丹

專治胬肉扳睛

馬牙硝一兩 入猪胆內紮口掛有風處吹乾取出研細用，俱揀冬天雄猪胆為妙

射香一分 氷片一分

右藥研細瓶收點上其胬自消百試百驗

推雲散

點七十二症　清谿谿然子秘傳二方

製爐甘石五分　珍珠二分
瑪瑙三分 瑪瑙　硃砂四分
熊胆一分五　黄連一分五
乳香一分　没藥一分
麝香一分 五厘　硼砂二分

共研極細細瓶收點眼

老膜散　清谿傳

治翳膜極重點

珍珠二分　熊胆一分五厘

辰砂一分五厘　蜜陀僧一分五厘

蕤仁霜一分五厘　白丁香一分五厘

荸荠粉二分　硇砂一分飛

研極細〻〻之末點目

賽空青

治七十二症通治

皮硝三四斤放鍋中入水一斗煎數滾用細絹二層

澄清去泥放露天一宿候底下結成白而亮者取出風乾臨用三四錢以水半碗煎化燻至温用綢絹浸洗至冷每日二三次三日即能見效 含此方係冬月凍冰天氣合暖天不結

金露散

治目腫痛翳障諸疾

天竺黄一錢 擇羊香者用 海螵蛸一錢 水飛洗 月石一錢

硃砂一分 爐甘石一分

右為細末加冰片少許研勻點諸目疾皆好 一內外內障翳

明珍珠八分 膽九分 入藥末研勻用

春雪膏

治時行熱眼

玄明粉另　精製爐甘石三錢　冰片三分

右研極細點之

治寶瞽空青　有名觀音楊柳露

通治七十二症瞎瞽目亦可復明百試千驗親自試過

立冬時後取連根大蘿蔔二三十个刀切去一蓋勿傷根

中挖一孔勿傷外皮取雞蛋二三十个每用一放塞蘿蔔孔中仍用切去之蓋蓋上埋土中候其發葉候清明後

採取々蘿蔔中之蛋々中化出清水取出點目可明董子
合此露立春後聞雷声條用糨物護之否者被雷擊去

治眼癬神方

治一切眼癬須癢用
精製爐甘石一両 冰片五分 煅月石五分 麝香一分 勃荠粉一両
膽礬一分 共研至無声極細爲度再用鴉蛋五個熬
油少許全前藥調和再用祈艾熏之半再研極细爲晨
點眼角少許

停耳立效散
耳症潰後收功妙
山羊屎四 燒炭
枯礬二 輕粉二
研極細捲去膿
吹入立效

龍髓散
一切耳症潰後通治
龍骨一味
研極細吹

硇砂散
治耳痔蕈挺等并鼻痔皆有效驗
硇砂一 輕粉三
雄黃三下 冰片一
共細末敷上

耳部立方

通治停耳散

治一切耳症不論虛實老少停耳出膿出水或耳底耳疔以挖傷等吹入立見功效

石首魚枕骨 又名黃魚頭腦中之骨打開起每尾者有二粒又名黃魚牙齒即此石首魚枕骨也放瓦上焙微黃每兩加

冰片一

二味研極細末不論有膿無膿俱可吹入立即消腫定痛百驗百效

立定吹耳散

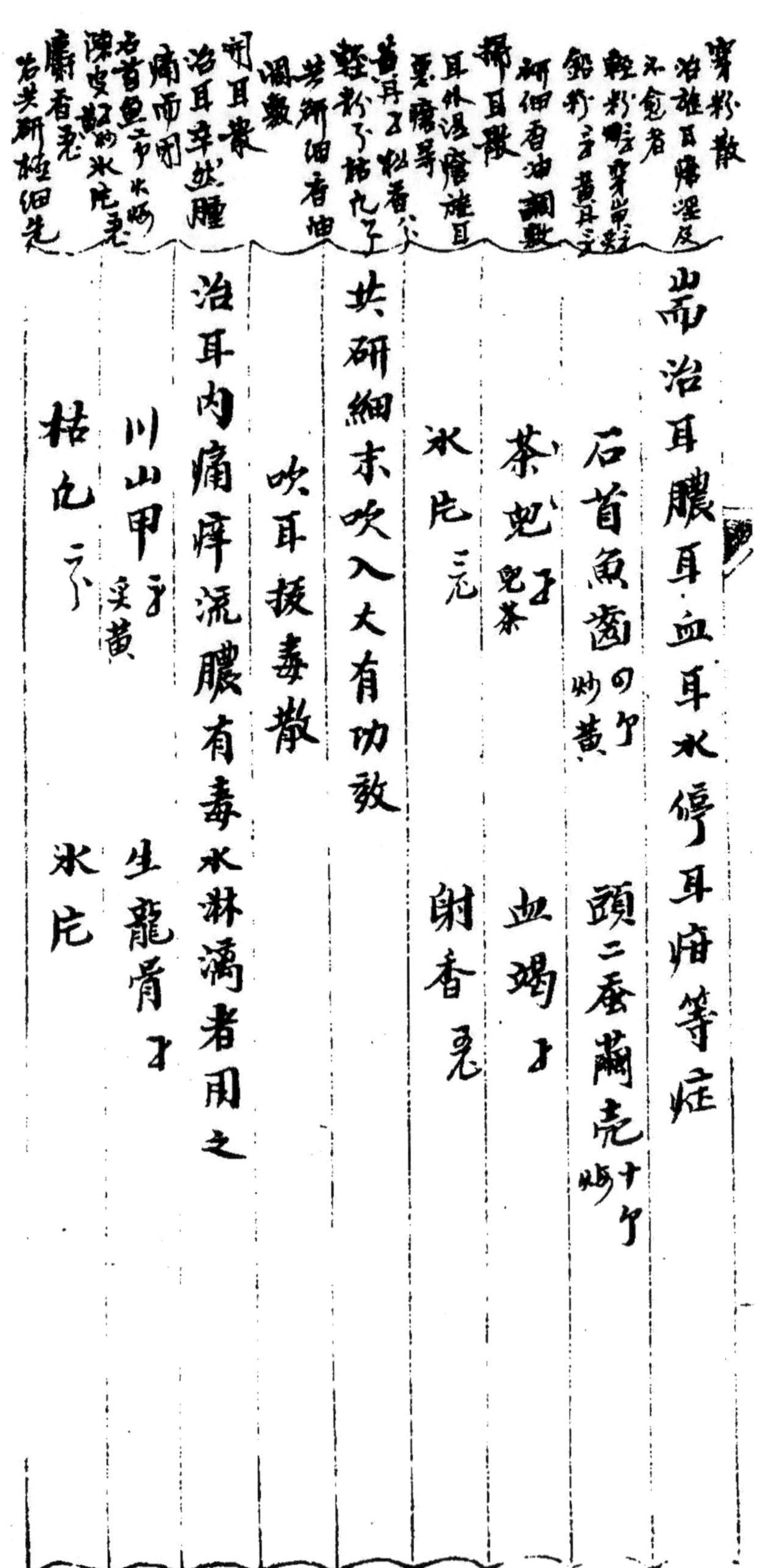

穿粉散
治旋耳瘡溼及不愈者
輕粉一錢 穿山甲一錢
鉛粉一錢 黃丹一錢
研細香油調敷

掃耳散
耳外漏瘡旋耳要藥等
黃丹一兩 松香六錢 輕粉二錢 枯礬二錢
共研細香油調敷

開耳散
治耳卒然腫痛而閉
石首魚二十個 火煅 陳皮 [illegible] 冰片一錢
麝香一錢
右共研極細先

嵩 治耳膿耳、血耳、水停耳、痔等症

石首魚齒 四個 炒黃　頭二蚕繭殼 十個 炒

茶兜 一兩 兜茶　血竭 一兩

冰片 二分　麝香 一分

共研細末吹入大有功效

吹耳拔毒散

治耳內痛癢流膿有毒水淋漓者用之

川山甲 一兩 炙黃　生龍骨 一兩

枯礬 二錢　冰片

吹入再以天葱管
内装药末塞耳
五食
天罡散
治脑漏鼻水鼻中
流出者
丝瓜藤近根三
尺烧灰研末酒
送服三钱立效
天白蚁散
咽痛鼻孔发烂
流水名天白蚁疮
白梅一个 鼻存[illegible] 枯矾[illegible]
穿山甲一钱 雄黄一钱
共研末日夜吹之 吉
愈
立验散
治鼻痔孔烂通年
久者
百部二三钱 [illegible]
地骨皮[illegible] 切片研净末二三 [illegible]

麝香二分

共细研临用吹入大妙

黄龙散

专治耳流脓水不干或挖伤久不愈者

龙骨二钱　胭脂一钱

海螵蛸二钱　黄丹二钱

枯白矾二钱　冰片少许

共研细末 吹入立效

六宝青石散

一五倍子炒一錢 黃柏一錢
水黃連一錢
右爲極細末香油
調搽上立佳痂愈

治鼻立效散
專治鼻疳鼻
瘡鼻疔膿血
諸熱症
黑山梔一錢
煎湯飲之一宿
即愈 重者用
生山梔

治一切耳瘡耳聹不論內外俱有膿水淋漓者

青黛一錢　製甘石一錢
兒茶一錢　冰片二分
輕粉五分　射香五厘

共研極細末內者吹入外者撒之

定痛冰硼散

水龍骨一錢　硼砂一錢
冰片五分

共研細擬收吹一切耳痛不堪潰爛膿水氣不通等症

凌霄散

治耳中常有膿水不乾或初潰出膿用此拔膿毒甚妙

凌霄花一錢五分　黃丹錢

赤芍一錢五分　枯礬錢

文蛤一錢五分　全蝎錢

胭脂錢炙淨

共為細末吹入五愈

龍骨散

治耳中諸症膿水淋漓

龍骨煅錢　海螵蛸炙黄錢

赤石脂煅錢　綿胭脂炙錢

緋丹錢　明礬錢

射香少許

共研極細末收好吹之立愈

水龍丹

治耳症爛極不堪者大效

水龍骨兩　硼砂錢

二味研細末吹之

定耳散

治一切耳症不論已潰未潰俱用

血竭錢　冰片二厘

石首魚齒四个煅黃　射香二厘

共研極細吹之大妙

三黃散

黃芩錢　雄黃錢

雌黃錢

三味研極細末吹一切耳疾

平耳散

治一切耳爛久不愈似有虫者或痒及

蛇蜕一分燒存性　白螺螄殼一分煨

生凡一分　甘石叁分

銅青一分　陀僧一分

六味共研極細吹之

又方

枯凡半　龍骨半

胭脂七分　三味加射香少許吹之五敎

脂凡散

治耳症有膿水者吹之

胭脂錢炙　鉄繡錢刀上刮下

枯凡錢

三味研細听用

耳膿又方

黄魚齒十枚　桑霜葉包前齒放瓦上炙之研加

冰片少

共研極細吹用

柿蒂散

治耳症已潰未潰俱妙

柿蒂不拘多少，燒炭研加

氷片少許

共研極細吹用

脂蠣散　專治挖傷紅痛者

綿胭脂炙 煅牡蠣

氷片少許

共研極細末，麻油蘸點入耳內

立消散

專治耳疔一切耳疾外腫甚者麻油調此散敷四圍

其腫痛立消毒内自出此方大妙

荔枝核一味不拘多放瓦上炙黄

研極細末用時麻油調敷

白龍散

治小兒一切耳痓

枯礬　黄丹　龍骨各才　麝香二分

共研極細磁用吹八九次即愈

手部立方

雄黄蟾酥散

治手指生疔并天蛇頭毒初起紅腫痛發熱心煩痛不可當者

雄黄三錢 蟾酥二錢微焙 輕粉三錢 冰片一錢

共研極細瓶收臨用取蛋鴨一個開一孔入藥一匙攪勻套指待蛋熱再换一個如是二三個立刻消退而且定痛或用水調敷不令乾時刻敷之亦效

又 上散 方中係加蟾酥二錢生蟹四兩硼砂二錢元明粉四兩大黄二錢 無生甚右

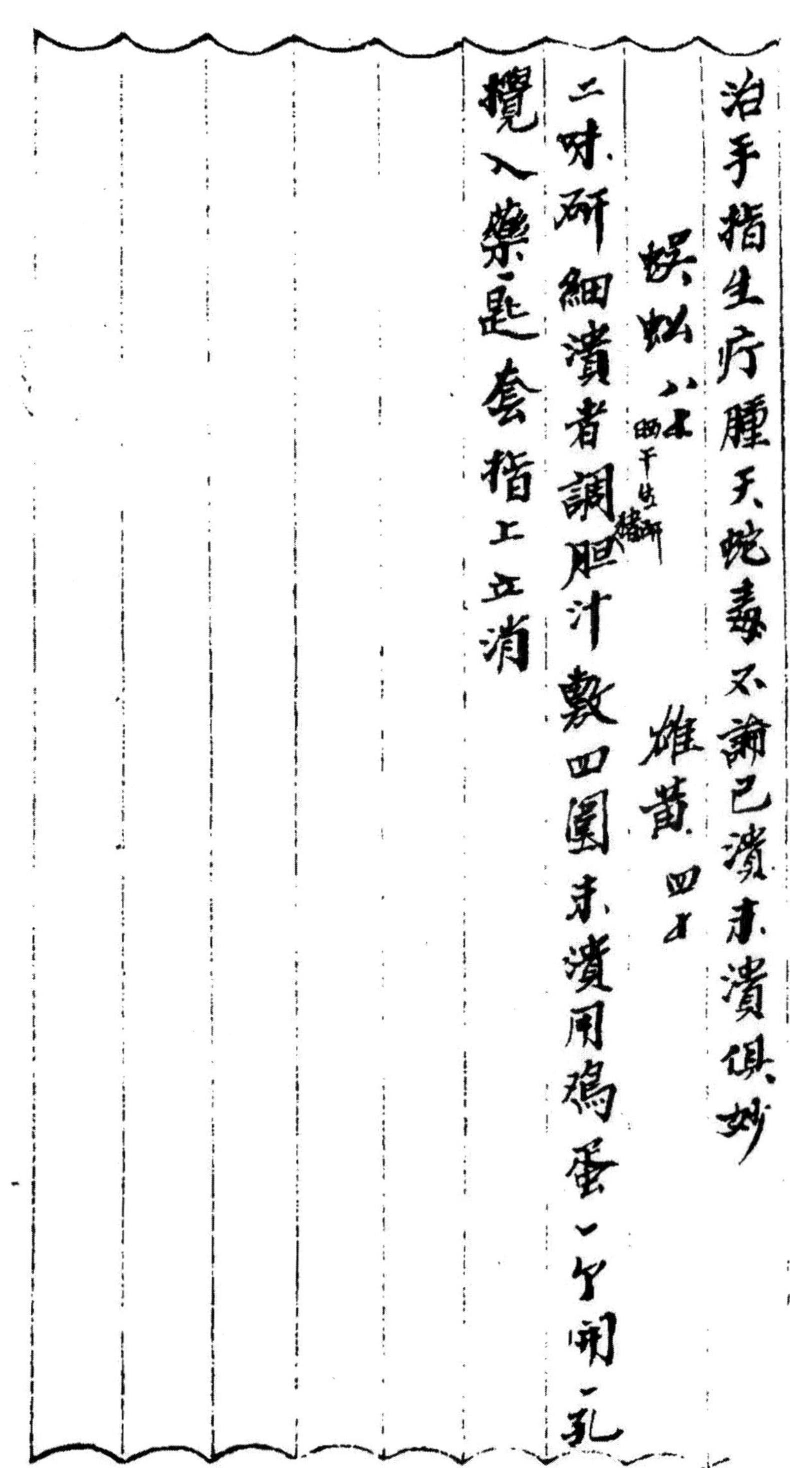

治手指生疔腫、天蛇毒，不論已潰、未潰，俱妙

蜈蚣八分，晒干生研　雄黃四分

二味研細，潰者調胆汁敷四圍；未潰用鷄蛋一个，開一孔，

攪入藥匙，套指上，立消

傷部五方

回生第一仙丹

治跌傷打傷壓傷刀傷鏡傷割喉吊死驚死溺死等症雖遍體重傷死已數日只要身體稍軟（僅硬者不可救）用此丹灌服少刻即有氣出再灌一服即活大便如下紫血更妙屢試屢驗（此係豫章彭竹樓家傳秘方救活不下數萬人大有起死回生之妙誠千古第一仙丹然收合時諸藥倶齊配不可忽略）

土鱉虫（五錢去足放瓦上炙黄研細係揀大者為妙小者功緩活的更妙隨處皆有多生米店糠臼等處及潮濕屋內死地墻脚竈下油榨坊麪鋪等處再多藥鋪有賣死的係揀真的大的為妙）

自然銅（三錢放炭火內燒紅入好醋內淬半數刻取出再燒再淬連製九次研細用）

鐵扇散
專治跌打損傷
第一提方
象皮切片用瓦炒拌炒黃研五錢
古龍骨五錢
陳石灰飛研[illegible]
白枯礬一兩
寸柏香一兩即松香之黑色者
又松香一兩
松柏二香用火鎔化傾水中凉透研
右六味共研細細末磁瓶收好遇有刀砍傷破傷腸出喉管斷者收好藥敷傷口以扇扇之立時即愈收口時口圍發腫

真乳香二錢去淨油　巴豆肉二錢去殼用紙包壓數十次去淨油用
真頂上陳血竭二錢水飛　鮮紅明硃砂二錢飛
原麝香叁分係檯揀當门子
右七味各研及細科準和勻收入小口瓶内蠟封固不可泄氣
用時秤一分五厘小兒七厘沖酒服下牙關定緊者打開一齒灌入必活即活活後
避風調養一疼血未清用酒沖白沙糖一二兩灌下即愈一服
藥時像多用酒使藥下喉為要此方靈甚萬勿輕視傷
輕者勿用非斷筋折骨不可

黃連煎濃汁凉蘸塗即消忌飲熱毒

大西洋十寶丹 即增補七厘散

治一切跌打損傷刀斧壓傷筋斷骨折皮開肉爛血流不止割斷咽喉等症外敷內服立能見功效

上上硃砂壹錢二分 水飛淨

頂血竭壹兩

淨乳香壹錢五分 去油

紅花壹錢五分 研細

粉口兒茶二錢四分

明沒藥壹錢五分 去油

原麝香壹分二厘

梅花冰片壹分二厘

右藥研細和勻入瓶收好用時先將藥乾擦傷處立刻止血定痛立能收口再以藥七釐酒沖服重者再一服

破傷風良方。凡日傷遇風角弓反張即用秋蟬脫四兩煎濃汁開下立醒再服二劑

止血補傷丹 即玉真散

治刀箭馬跌蹋傷打壓損傷破傷不能傷口大小及破爛膿血並傷重口呆目定弓角反張等可以內服外敷神效無比

生白附子十貳兩　白芷一兩

明天麻一兩　防風一兩

生南星一兩　羌活一兩

右藥研極細用時將藥乾撒上立能止血定痛青腫者調酒敷上立能消腫傷重者酒沖服三錢重者再二三服

桃花散

治一切鎗刀斧所傷皮肉血出不止者能立刻止血定痛生肌之妙

陳石灰一升要陳久者佳越陳越好數百年者更妙　大黄薄片三兩

黄芩片一兩　黄柏片一兩

右藥先將石灰篩細再於後三味切薄片同入銅鍋内炒至石灰轉紫色為度起出篩去大黄等將石灰收用

時跌碎刀傷血出不止將藥撒上立能止血定痛其功甚速

龍眼丹

治一切刀斧金瘡并折傷筋絡血出不止等軍營中必用之藥附治烟筒刺傷咽喉將末吹入二三此不飲茶水愈速

龍眼核即桂圓核，不論多少，去二皮，黑亮炒燥研用

右藥研極細收用臨用撒上立刻止血定痛然後將傷處包好不可見風二三日即愈

竹刺入肉敷方
專治竹刺入肉腫脹者用
嫩松香由末敷上厚封一宿立愈

接骨靈丹

治一切筋斷骨折斫斷指頭折斷臂骨跌碎腦骨皮破肉爛敷上能接骨而且立刻止血定痛

雌蟹不論多少取鉗脚全者放石臼中搗如泥日中晒燥研末用蟹取黃晒乾研用更妙

右藥研及細末收好臨用先將骨放整再撒藥包好後再將末熱酒沖服三五錢其骨自接每日加藥於傷處二次重者不過四五日即愈又小兒跌斷舌頭將藥敷上布包不過二柱香久其舌自接此方甚驗

治誤吞針神方

用活蝦蟆一隻，挖眼珠兩粒，用水送下，旋即從大便瀉出。如吞二三只，用蝦蟆眼四只。蝦蟆即癩團也，冬天向老桑樹下掘之可得。

治誤吞金

用老韭菜不切斷，二斤水煮爛，即連湯吃下，金由大便出。

誤吞銅錢

方仝上。又法用服荸薺二三斤，自化。

古文接骨丹

治一切筋斷骨折等用

唐開元錢不論多少，有篆文古字等錢俱可。放鐵合中，入炭火内燒化，起出，倒入好醋一小盞，再燒再倒，如是十數次，起出研末。

右藥研細，臨用酒冲服二錢，重者三錢，其骨自接，百試百驗。

整骨麻藥方

開取箭頭鐵子等服之不痛

麻黄　胡茄子　薑黄　川烏

草烏各三錢　閙楊花倍用

右藥六味，共爲細末，每服五分，茶酒送下。欲解用甘草湯服即解。

神方化毒如水丹

治瘋犬咬毒蛇毒虫蜈蚣咬傷人咬虎咬每用此丹看傷在左右點左右眼角其毒自化點後閉目片時止痛消腫或傷中部左右俱可點而且傷口可以將此撒上拔毒收口定痛功大本微不可輕易傳人

掃盆錢　明雄黄錢

海螵蛸錢漂十四日子午時換水　製沒藥錢

製乳香錢　西牛黄五分

共研極細細收臨用點眼撒傷或用後方撒傷更妙

又方易效如神

馬牙硝　膽硼黄

當门子　大梅片

右研極細細用法全前

二味拔毒散

治一切毒虫咬傷用此拔毒散腫并治小兒無名腫毒拔毒消腫大妙敷上即愈

明雄黃兩　枯白礬兩

二味研極細傷處乾擦四圍腫處水調敷上立消

瘋犬咬傷方此症再毒雖未咬傷倖而受衣服者其毒能入腹不可輕忽傍防之

從來瘋犬咬人不治筆必死七日一發七七日死初傷用韮菜汁一大碗服之傷口用鴉子清調二味散擦之隔七日如腹大痛或天不發風滕頭避風此毒更甚宜服不痛不可服此方萬年青毒更要再服

萬年青連根帶葉擣汁一二盃陳酒沖服少刻

寒熱交作大便瀉下血塊血錠瀉出其毒已去此方甚妙勿忽而自悮之腹不痛不怕風毒宜服韮菜汁一七日服一大碗七七日服七大碗其毒斷根後不再發

又方秘傳萬勿輕視

真紋黨三錢　羌活三錢　獨活三錢

炒枳殼三錢　前胡三錢　紅柴胡三錢

桔梗三錢　茯苓三錢　甘草三錢

撫芎三錢　生地榆兩　生薑三錢

右藥加紫竹根一大捶水煎濃一大碗服下毒未盡者服韮菜汁

毒重者再服二劑後隔七日服一劑服七七日毒清斷根

瘋犬傷做此三方再發有方用斑貓等打藥者服之痛小便痛不可當或有方要戒口者不戒復復發此三不必戒可斷根

人咬不能收口秘方

用熱人尿將傷浸二三時再用熱尿淋洗然後用龜板炙成炭

研極細麻油調敷無有不愈者不論新咬久爛俱效

治再毒之蛇咬傷神方

治蛇傷腫痛要死者用

半枝蓮二錢黃豆苗七枝棉花苗七枝辣樹頭七枝

老鴉眼睛藤頭七枝金銀花苗七枝土靛青半根

右共搗成汁入雄黃七服下其渣塗患處

即飲重者二服此方傳自松北徐家其用

此方獲利置田千頃

又方用一老旱煙筒內油刮水沖服之毒立解

内外通治部立方

萬病回春膏

通治内外百諸病外者癰疽瘡瘍瘿瘤瘰癧内者瘋勞膨痞筋骨疼痛風氣痰痞喘咳痢瘧赤白帶濁種子調經傷寒寒熱等症俱治功大無窮

當歸　赤芍　防風

紅花　黄芩　荆芥

連翹　黄柏　僵蚕

蟬蛻　白芷　甘草

秘方祛洗風湿炒囊
治脚上風濕腫痛風鮮毒氣一切風氣用之
鮮野桑樹根头
桃樹頭十个
煎濃湯薰洗大好

大黄　銀花　蜈蚣
川烏　草烏　羌活
蒼朮　細辛　川椒
秦艽　乳香　沒藥
骨碎補　首烏　蛇床子
胎髮　木鱉子　大風子
生南星　生半夏　以上各用五錢
用猪油麻油桐油各八兩将前藥入油浸七日春夏天氣浸
三日用炭火煎至藥枯撈去渣清油再煎酌量老嫩再

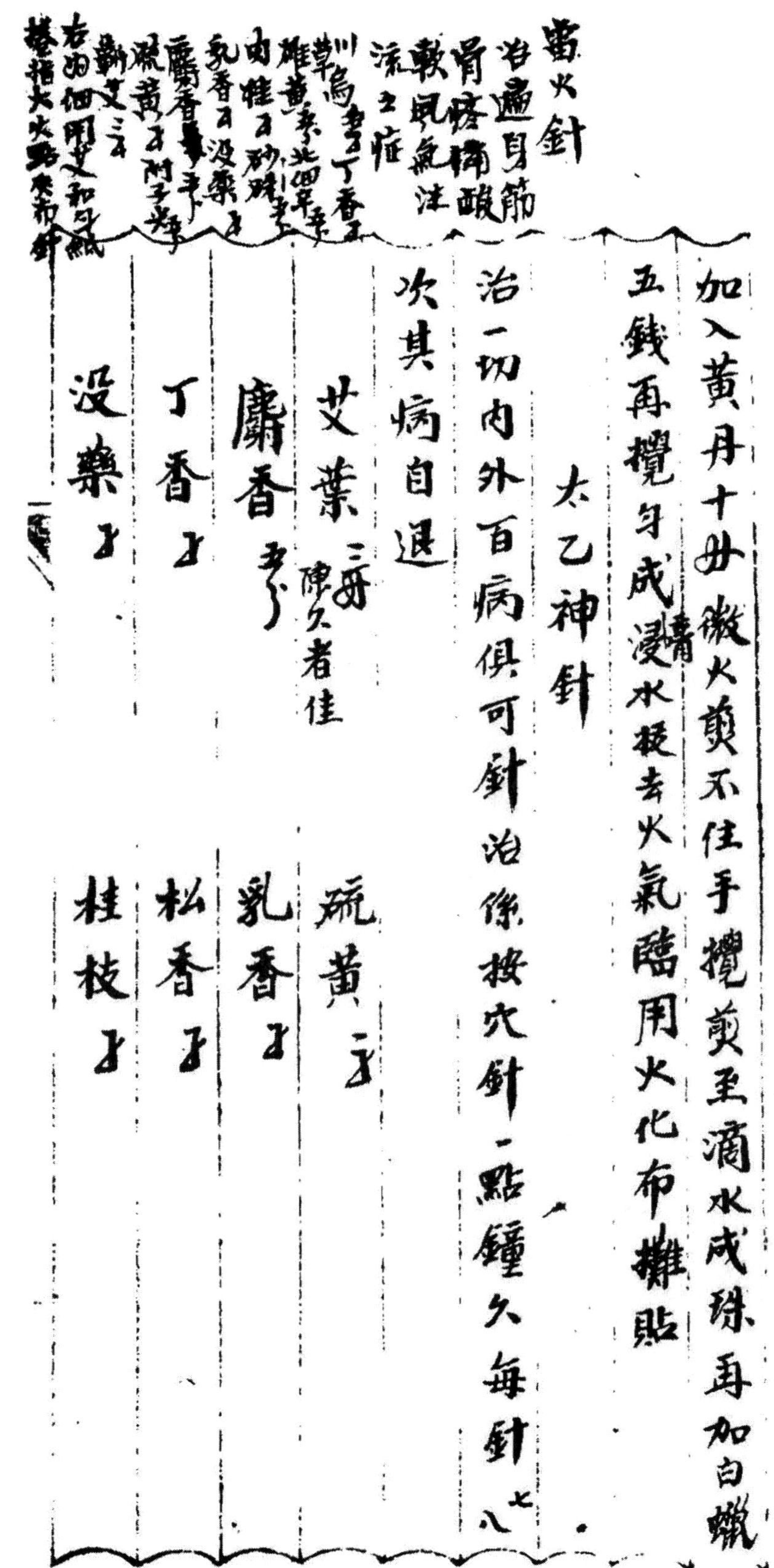

加入黃丹十兩微火煎不住手攪煎至滴水成珠再加白蠟五錢再攪勻成清浸水拔去火氣臨用火化布攤貼

雷火針

治遍身筋骨疼痛痠軟風氣注流之症

川草烏一錢　丁香五分　雄黃一錢　北細辛一錢　肉桂五分　硇砂一錢　乳香五分　沒藥五分　麝香一錢　硫黃五分　附子一錢　蘄艾三兩

右爲細末用艾和勻紙捲指大火點照布針

太乙神針

治一切內外百病俱可針治係按穴針一點鍾久每針七八次其病自退

艾葉三兩陳久者佳　硫黃二錢

麝香一錢　乳香一錢

丁香一錢　松香一錢

沒藥一錢　桂枝一錢

仙方救苦丹
治一切癰疽陰陽等毒初起并鶴膝流注風氣遍身疼痛風痺
麝香三分　硃砂三錢
硫黄五錢　樟腦三錢
各研細末先將硫黄慢火化開即將右三味攪匀速傾在光磚上候冷定敲碎米粒大用一粒按患處香點過即止重者再燒二三
寄傳蓬萊史通治百病功全

太乙針
西黄錢　雄黄錢
乳香錢　沒藥錢
丁香錢　麝香錢
火硝錢

杜仲錢　枳壳錢
皂角錢　川芎錢
獨活錢　雄黄錢
白芷錢　穿山甲錢炒
細辛錢

右十七味研細末用皮紙二三層將藥攤開放上棗捲指大四五寸長一根約可作十五根用時取一根火點隔紅布七層針候熱太熱者針稍離空針後避風百針百驗

用綿紙裹藥末撚作宮香粗細以藥裹勻爲度用剪二三分一段以燈火點肉上點著不過三次即除根若點次不差更灸之肉發泡痛立愈此方去雄黃加草烏硼砂各一錢大妙

陽燧錠

治濕痰流注附骨陰疽一切風痺鶴膝風氣等

蟾酥一錢　硃砂一錢　川烏一錢　草烏一錢　殭蠶一條　硫黃一兩五錢　前方麝冰二味酌加之　先將硫黃慢火化開即將前入各藥末攪勻即速傾出候冷敲出手大一塊

太乙霹靂火

治一切暴法腫紅痛風氣流火內外痛病在皮裏膜外者

治在筋骨肉腑者不治

麝香一分

硃砂一分

硫黃三分

右藥研細，硫黃火上化開，離火攪入前二味，和勻傾出，作薄餅，用時敲米粒大一粒，放患處，用香點燒（忌痛者切棗一薄片放患處，將粒放片上燒）重者連燒七八次，一日即愈

立止瘡瘓丹

用枣肉々薄片貼
穴上將艾點上小
下火點待燒黑
處起泡即飲米醋
半小盃立愈起泡用
針挑破去黃水膏
蓋之重者三五壯愈
雌雄霹靂火
治々切瘡症毒
氣久發者用此
燒之即能々而愈
臍上可業
艾茸五分丁香五分
雄黃五分雌黃五分
麝香五分
右四要研細搓〇
如中作黃豆大
一粒放患處米
起炮即愈大者
難排者次愈

又治三日瘧隔日瘧日日瘧俱治

草撥 研

一味研極細々々臨用未發時早一週時用取少許納臍

中用暖臍膏蓋之不可淘動俟其自落又方加雄黃少許又方加黃丹少許

蒙幻藥方

真梧桐律　鬧楊花

蔓陀蘿花　急性子

各等分研極末和勻或加草烏尖更妙每用少許

入酒中或入食物中食之即倒不能語言合時忌四

女科至宝得生丹一

當歸汁炒 益母草各一斤
木香二两 柴胡醋炒
川芎二两 白芍酒炒
共研極細白蜜為丸
赤金箔為衣大者
二錢丸如彈丸
胎動不安酒服一丸
胎死腹中用炒鹽
湯童便酒服一丸
臨產用黃酒服一丸
胎衣不下產後中風
不省人事薄荷
湯服一丸面目浮
腫木瓜湯服一丸
熱入血室青蒿湯
服一丸血迷血昏不
省人事荆芥湯下
經事不調酒下
產婦傷寒熱
葱白湯下婦人

目見不可輕易傳人

人馬平安散

治時行瘟疫暑氣頭昏夏月痧症卒然昏倒等症

及牛馬六畜瘟者用此點畜左右眼即愈

西牛黃四分　冰片六分

麝香六分　蟾酥一錢

火硝三錢　滑石四錢

煅石膏二兩　金箔四十張 不用亦可

共研極細以瓶收臨用先吹左右鼻再用涼冰水調服五六分愈

無子日服一丸一月
即孕

○婦人干血癆效方
黑山梔五錢 雲茯苓三錢
小茴香三錢 當歸五錢
全當歸三錢 大川芎三錢
大熟地八錢 炒蒲黄三錢
益母草三錢 香附三錢
炒陳皮三錢 雞肫皮三錢
紅棗廿枚
臨方煎服十劑
無不立驗
可久服

○保產穩方 臨時煎服
百不失一
熟地五錢 炙黄芪三錢
當歸四錢 茯神三錢
黨參四錢 龜版四錢
川芎八分 白芍三錢
枸杞子四錢

畫眉散

專治小兒斷乳

黑山梔一錢 雄黄一錢 雌黄一錢

硃砂一錢 輕粉一錢 射香一錢

右藥研細末小兒睡時麻油筆畫兒眉上即不思乳

小金丹

專治一切痰核瘰癧瘿瘤癰疽蔖背搭手乳岩

乳癰横痃流注無名腫毒初起未潰之症服之立

消每日陳酒化服一丸重者早晚各進一丸次至消淨為止

服、貼又虛二貼至十貼宜多服又可貼灸只用頭蓋二劑方藥某家用此方十為代無難產者

一瘰癧流注潰發惡再年出者用十九子五白服淨則後患不生矣方內秘傳萬輕視

白膠香 即芸香，水煮手扯淨，油研 开子　草烏 去皮每斤用綠豆半升同煮至豆開花去豆用烏切曬研 开子

地龍 酒洗去泥曬干為末用糯米花椒各开子全炒至米黃透揀研 开子　五靈脂 研末酒飛日干 开子

番木鱉 水浸半月入鍋煮數滾再浸湯中數日刮去皮心入香油中煮至油沫盡再熬百滾透心黑脆者撈出即入炒透土墓細粉內拌拌至土粉有油氣再換炒紅土拌拌時如此三次油淨再炒土粉拌合一夜[illegible]土取鱉研淨細末 开子

製沒藥 [illegible]錢　製乳香 [illegible]錢　當歸身 [illegible]錢

麝香 五　墨炭 [illegible]錢

右藥研極細，細末和勻，以糯米粉开子為厚糊和入諸末搗

千搥为丸如芡實大此料約为二百五十丸晒乾瓶收勿洩氣每用一丸赤色放平石上敲碎用好酒一盃燉熱將藥傾入研细服下盖被取汗如一應時症初起服至消乃止小孩不能服煎剂此丸大妙

保安萬應丸　又名一粒金丹　係用硃砂不可用金箔为衣

治一切癰疽鶴膝流注附骨陰疽一應陽毒濕痰卒然風氣口眼喎邪半身不遂氣血凝滯一切風寒時行感冒四時不正之氣但惡寒身熱表症未盡者俱宜　孕婦虛症忌服

茅术八两(米泔水浸洗 芝麻全炒) 明天麻两(煨) 全蝎两(焙干 酒洗净) 何首乌两(製炒)

石斛两 北細辛两 當歸两(酒洗) 荊芥两 川芎两(酒洗)

防風两 川烏两(炮去皮) 草烏两(泡去皮) 麻黃两 羌活两

甘两(炙黄各半)甘草 明雄黃六字

右為細末，煉蜜丸如彈子大，每重三錢，曬乾，硃砂字為衣，磁罐收好。治一切初起之症(潰後及已成膿者忌服)，用黃酒一盞入蔥白五个煎熱，去蔥入藥，一丸研化，乘熱服之，蓋被取汗，俟出汗，如要不汗出者，再用蔥白湯催之，待其出透，如要不可冒風。一切風寒時症，亦如法治之(癰疽[illegible]症重者二丸，無不全愈。服下如有膿者少，高腫而潰；未成者隨即消去矣。)

秘傳漆黄蟾酥丹

専治大痲瘋毒甚者用此方可以除根萬勿輕視此手取之物須所費不多而且除根無後患切忌傳匪人秘之

鮮活螃蟹四個　真生漆一斤　真蟾酥弍廿研　明雄黄一兩研末

先將跺碎螃蟹次入漆然後封口埋在土中十四日足方取用看弍物俱化成水去渣淨將水入鍋慢慢火煮乾焙燥為末方入雄黄蟾酥二味末和勻收貯每日空心臨臥各一服酒送下二錢又過一月此瘡全愈收效妙不可言千萬切不輕視

梅花點舌丹

專治疔瘡及紅腫癰毒無名陽症大毒初起等症并治實火咽喉腫痛走馬牙疳口瘡小兒急驚等一切惡症瘡瘍咽喉慢驚風等千萬不可服服之大悮此方專治陽症

製乳香　製沒藥　真硼砂　明雄黃　真熊胆

真血竭　葶藶　真沉香　冰片各一錢　麝香一錢

硃砂一錢　犀黃一錢　破大珍珠二錢

右各研極細末另用蟾酥一錢以人乳化開入諸藥和勻作五百丸如綠豆大金箔為衣瓶收用時取葱白三寸入一丸合搗

○癆病神方

治癆病噎如氣怯又去死回生之妙

大黑棗一斤置紅布袋中用罐口浸童便中漚月一摘至四十九日取出灘淨去皮核用建蓮肉磨粉兩兩用八兩覺茯苓陳皮各末二錢共搗成丸桐子大每晨服三十粒烏沙糖湯又方單用棗燒與前用建肉拌搗成丸服

碎陳酒送服蓋被取汗三個時辰毒即消而愈咽喉

等症研開吹入或取一丸津化嚥下

○立止頭痛放方

不論新久偏正頭風永不復發

烏梅一個去核　班毛二個去頭足翅淨　蟮蚕一個紅者要的

桂心不拘多少

用燒酒搗爛如菉豆大用膏貼之立刺去泡止痛二三日揭

去以貼膏肉爛者單用萬應膏貼之自收功

○止冷痢腹紅放方

九種心胃痛
神方 專治各種心胃痛
廣藿香各一 木香各二
香附各一 木瓜六
厚朴各二 藿蘇各一
生甘草各二 赤茯苓各二
枳殼各二 檀香各一
共研細末蜜丸每
服二錢開水下

浸燒酒方
飲高粱甘美
能澤潤肌膚
好燒酒一斤用
生豬油各 冰糖各加
生姜三錢打碎
以滴水甕一樽裝
入酒內封三日飲
之

治冷痢久遇百方無效、服五服愈此方久痢赤積腹紅久不愈者服

苦參子 去殼勿去外殼取白肉敲碎不用去全仁用之三五幼兒用二十餘粒 十二幼兒用廿粒多粒大人者四十粒取桂圓肉包好大人一包七粒 小兒一包三粒服中用飯食壓之其下行甚暢

○豨桐丸 專治男女感風寒濕流以經絡不舒致兩足麻木疼痛不能履步 注語即癱瘓經絡不能動足凡年高之人常患之甚效神速

地梧桐 即臭梧桐連花梗葉子採曬干 研粉磨為末用一斤 豨薟草 八兩淨 研磨為末

右二味和勻為丸煉蜜泛如梧桐子大早晚白湯下四

戒用次二味煎湯燻洗患處 又方單用臭梧桐煎湯 以泥過之連服十服痛除

○風氣藥酒方 治各種風氣

大熟地各 川獨活五 當歸五 五加皮各 白芍藥五 鑽地風各

杜仲各 川牛膝各 老鸛草五 黨參各 破故紙五 炙綿芪五

宣木瓜五　秦艽五　千年健兩五　桂元肉八兩　防風五　茅朮五
苡仁[illegible]　桑枝兩
共用細夏布袋裝好，入罈內，再加好燒酒十弎斤，浸三日，再煮
墩二墩香，臨臥用好黃酒對沖，隨量常服。

○定癎丸秘方　治男婦大小癲癇病。服之立效，并治心歪痰迷卒倒。

明天麻兩　石菖蒲五　丹參兩　京川貝母三兩　全蝎五
麥冬兩　薑半夏兩　西琥珀五　硃砂二兩　茯苓三兩
橘紅兩　竹瀝一小碗　膽星五　遠志四五　薑汁一小碗
甘草五熬膏，加薬打丸，如彈子大，約四重。每服一丸。
羊癎屬肝，用薄荷三分煎湯下；犬癎屬肺，杏仁五枚煎湯下；馬癎
屬心，用麥冬四煎湯下；牛癎屬脾，大棗兩枚煎湯下；豬癎屬腎，用
黑料豆三煎湯下；雞癎加人參三湯下。食後再服安神養[illegible]

又止瘧一粒金丹
專治瘧疾三五發後熱冲一服立愈
密陀僧丹
胡椒細末用白滾
調勻為丸每重子
收貯臨用待將寒
時燒酒冲唔一粒
再第露來時服
一粒立止再又復發
愈服棗子湯調
理忌麵飽

瘧疾神仙丸 止瘧如神一二服即愈

常山丹 火酒炒 草菓仁丹 去殼 半夏麯丹 薑汁炒 香附米丹 酒炒 青皮丹 去穰醋炒

真六神麯十二兩 威靈仙丹 各為末用米漿打和為丸如彈子

大硃砂為衣 重約二錢 每瘧發四五次後用此一丸清晨冬清

冲化 向東服下 重者二服立愈

孫真人九轉靈丹

治男婦小兒瘴氣除積十膈五噎咳嗽五勞七傷翻胃吐血勞瘵等三十六種風七十二般氣伏梁小腸疝氣諸般瘧痢左癱右瘓婦人赤白帶上血下血山崩血閉血蠱經脈不調產後諸疾小兒顛癇諸風肚大面黃男婦一切心氣痛悉治之用服已後或出積或積如紙經壯如魚腸如雞子清或黃色或小便內出如米泔或批不斷或澀如膿血鱉出寸白蜈蚣黑或如蝦蟆樣小蛇一切怪物即出有氣即散有塊即釋此藥不用甘遂硼砂等物宜服不動真臟之氣無病人春秋各一服令年諸病不侵有孕婦忌服

黑牽牛二兩取淨末　白牽牛二兩取淨末　檳榔二兩取淨末　大黃二兩半取淨末二兩

蕪荑仁淨末一兩　雷丸淨末五錢　右爲極細末每服三四錢或爲丸亦可以兜之用葱白湯露宿或木香湯或東南上石榴根皮湯調晚用米粥補之忌生冷腥葷甚妙後宜用四物湯加甘草生姜煎之劑服之詩嗽積除老下死胎○穿腸透甲下蛔蟲○不拘水腫并風膈蛔缺金銀取下來○

烟漏神仙方○○○○　近來嗜烟之人每患烟瘖雖經醫易不能見效每致殞命者今傳秘方百不失一用

生羊血不可用猪脂水煮熟切細如線清晨用開水泡而淡食之三杯皆可服三日日不藥自愈而且屑便身千金不傳之寶方也

楊梅 下疳魚口 結毒便毒 以下諸方專治毒门係是祕方出價抄来萬勿輕視用之極有功致

真〻八宝珍珠散

専治楊梅下疳結毒久爛不堪者并治外症亦妙

三黄製爐甘石母亍　輕粉亍

珍珠粉母 用珠母侍亦可　琥珀母

硃砂亍　瑪瑙亍

珊瑚亍　冰片了

射香了

研極細〻〻瓶收臨用掺上其功再速

下疳靈丹

專治下疳結毒

煅龍骨三分　净輕粉三分

乳香去油五分　没藥去油五分

鉛粉二分　兒茶兒茶二分

血竭二分　製甘石三分

赤石脂二分　氷片五分

共研極細細搬收臨用撒上

第一良方金不换

專治楊梅結毒下疳等一服即愈

雄黃一錢　乳香一錢去油

没藥一錢去油　蜂房一錢火炙黃研

龜板一錢炒去油　蜈蚣一錢去頭足炙黃

輕粉二錢用雞子一个去黃留清將輕粉攪入殼糊煨熟取出放盃中滿慢粗布一層露一夜研細用

右七味如法製好共研極細用粥米打糊為丸粟米大

約六七十丸分三服吃盡其毒內化無不靈效

撒藥靈方銀粉散

用好錫六錢化開入硃砂末手攪和仝炒砂枯去砂留錫再化入水銀兩和攪極勻傾出研末听用　鉛粉兩鋪底上攪存一筒次上煨至底盡為度吹去灰用仝前錫末再加輕粉兩共研極細細臨用撒上能去腐爛生肌定痛大妙

下疳靈方青黛散

青果炭錢　人中白錢

上梅冰片三分

共研極細末听用碰入三仙丹銀粉散用更妙

西黄下疳散

製甘石丹　海螵蛸 八錢

煅人中白 八錢　梅冰片 一錢

共研極細〻〻瓶收臨用撒上

下疳八宝丹

熏治外症收口

三黄製甘石 三錢　乳香 去油 錢五分

没藥 去油 錢五分　炒鉛粉 錢五分

寒水石 錢五分　净輕粉 錢

冰片二分　麝香二分

共研細末瓶收臨用撒上

神效下疳丹

橄欖炭三分　人中白五分

乳香去油　没藥去油

鳳凰衣炒　灯心灰一分

寒水石一分　冰片一分

共研細末瓶收用又方加　赤石脂一分　輕粉五分　製甘石二分

研細和入前方用

下疳收口散

專治下疳結毒潰爛不堪并治爛脚

製爐甘石 六分　　輕粉 八分

赤石脂 六分　　血竭 六分

三仙丹 八分　　乳香 去油 錢

兒茶 三分　　脚根皮 錢五分

北瓜蒂 五分

共極細末聽用

八寶下疳方

耑治下疳

淨輕粉 錢　　橄欖炭 一兩

寒水石 錢　　鳳凰衣 五分

製没藥 錢　　製乳香 錢

冰片 三分　　麝香 分

共研細听用

石珍散

生黃栢 三錢　　輕粉 錢五分

乳香 錢五分 去油　　没藥 錢五分 去油

製甘石錢　青黛五分

兒茶錢　上血竭錢三分

青龍衣一条 即蛇蛻　寒石水 煅錢

冰片

共研細末听用

魚口便毒方

乳香三分 去油、　珍珠粉三分

兒茶三分　象牙末三分

鉛粉一兩 用婦人搽面粉亦妙　冰片三分

前六味入烊銀罐內煅紅或鵞黃色取出加入

白螺螄殼細末再和勻瓶收用時先將雄黃

三錢入米泔水（中黃熱）淋洗瘡口然後上前藥二日即可見效

下疳神方

專治腐爛者大妙

鳳凰衣（煅）亍　燈心灰下

血竭亍　上川連亍

白螺螄殼（煅，水飛）　冰片

共研細末听用

下疳驗方

治小便破爛不堪者

硼砂五分　黄柏三分
蒲黄三分　姜蚕一分
青黛三分　馬勃三分
兒茶一分　人中白煅一分
甘草五分　冰片一分
射香五厘

共研極細末撒上

又方

月石五分　云明粉才

兒茶四分　明乳一分

冰片一分　射香一分

研細茶調搽上能去腐爛大妙

獨勝散

專治結毒下疳初起小便腫脹紅痛者用此極易消散

丑牛一味研極細末水調頻頻刷上內服解瀉毒

藥如是三日即退大有功效

蝦蟆散

専治下疳結毒并治癰疽蔓背疔瘡腐爛不堪用之

大蝦蟆一只口內裝入輕粉三錢用線紮緊再以棗肉搗爛塗上外用黃泥裹包放炭火中煨之紅透取出去泥將蝦蟆研細聽配入後藥用

乳香錢去油　沒藥錢去油

雞內金三分炙黃　黃丹三分

螵蛸三分　冰片三分

共研極細〻〻聽用

結毒靈丹

又治楊梅下疳結毒

水銀一兩　雄黃三錢

硃砂三錢　硫黃三錢

四味入鍋如昇三仙丹法昇用，每昇末五錢加輕粉五錢研用

昇靈丹治症全前

硫黃一兩　白信一兩

兩味入鍋如昇三仙丹法，黃色為上，此係極驗秘方

秘金丹

治一切下疳結毒

乳香五分去油　没藥五分去油
製甘石五分　血竭
胎髮一團煅
共研細搽之

下疳至宝丹
鳳凰衣一钱煅　棉灰一钱
製甘石一钱　人中白八分
鉛粉一钱　冰片三分
共研細听用

粉霜散

耑治下疳

銀粉散 錢　蝦蟆散 錢

鳳凰衣 煅 錢　製乳香 錢

製甘石 錢 三分　冰片 三分

研極細 葱湯洗淨瘡口數工功再搽

秘方

耑治下疳楊梅毒去腐生肌

真滴乳香 箬 錢　真沒藥 錢

大辰硃砂五錢　瓜兒血竭三錢

製爐甘石半錢　人中白半錢

蛤粉一錢　珍珠五分

梅冰片五分　當門子三分

共細末和勻撒用

西黄七宝丹

耑治下疳

西黄五分　琥珀一錢

珍珠一錢　辰砂六分

乳香 二錢　冰片 二分

人中黃 五錢

研極細末听用

青氏戒烟丸方

陽藥方

党參 三錢　全當歸 三錢　百部 五錢 蜜炙　金櫻子 五錢 炒

上西芪 四錢　炒金毛狗脊 三錢　炙益智仁 四錢　查炭 三錢

甜冬术 四錢　炒杜仲 三錢　新會皮 五錢　芡實 三錢

此無外感連服數十劑，如能受補，分量可另增

如畏寒加熟附子五分，或[illegible] 痰多[illegible] 川貝 二錢

有痰飲加乾姜 五味 各三四分

蓮米 五錢

專[illegible]陽燥

川柏 二錢　明雄黃 一錢

青黛 五錢　辰砂 五錢

硼砂 五錢　乳香 錢

北細辛 五錢　血竭 五錢

硼砂 五錢　枯礬 四錢

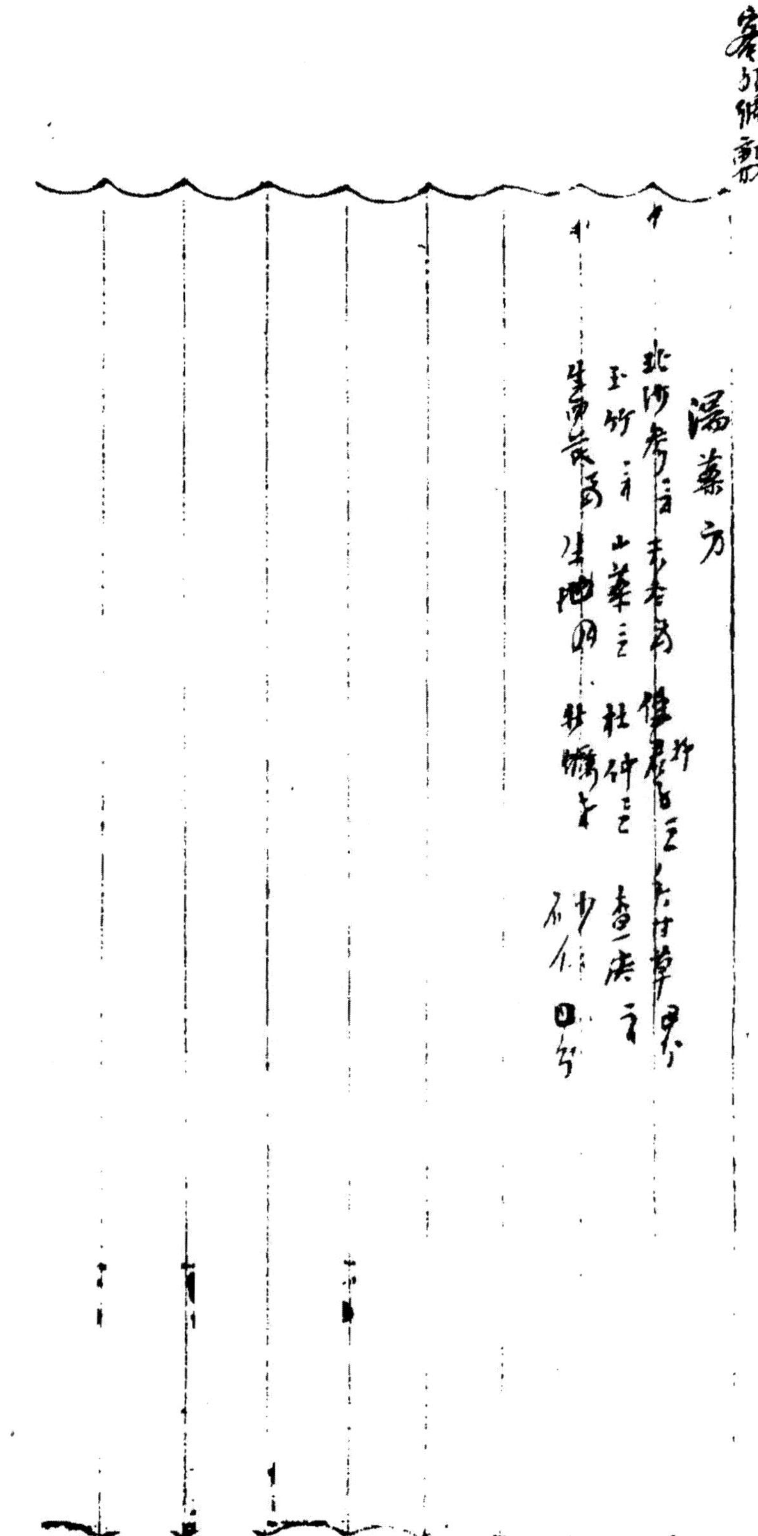

[illegible]

湯藥方

北沙參三錢 麥冬錢 [illegible]三錢 生甘草[illegible]

玉竹三錢 山藥三錢 杜仲三錢 [illegible]三錢

生白芍錢 生地四錢 牡蠣五錢 [illegible]四分

濟患神效异方不分卷

不著撰者

清抄本

濟患神效异方不分卷

本書爲中醫方書類著作。不著撰者。輯録内、外、婦、兒各科驗方三百五十餘首，所收方劑大多爲外科癰疽瘡瘍驗方，亦有其餘各科急證治方。書中每方無多闡論，對證施治，精要效驗。書中方劑來源甚廣，有的來自醫學書籍，有的來自民間驗方，特别是有的來自文史雜記，如《投荒雜録》《澄懷録》《遁齋閑覽》《王氏談録》《物理小識》《升庵外集》《客中閑集》等，反映出作者遍覽群書、搜羅百家、擷取精妙的編纂思路。書中方劑簡便且便於製備，尤其適於百姓居家取用。

濟患神效異方

濟患神効異方目録

八仙奪命丹 治諸外症
追毒丹点藥 治諸外症
湯火藥
濕瘡方
隔紙膏 仝上
神効乳炙膏
喉痛奧藥方
小兒吹疳瘡藥
吹耳藥
點眼方
偏頭風

追疔奪命湯 附水園茶
夾膏
臁瘡方
八宝丹抹藥 治濕毒臁瘡
鉄箍散
赤瘤丹毒
吹喉方
口疳藥
傷風耳聾
眼泪出血方
偏頭風

又方

乳癰敗毒散

腎氣虛下注脚膝或

忍者治之

又一方

裙風瘡

一方

神效碧玉膏治各外症

痰火症

白濁方

便毒痃痃

煎方煎藥

頭面癬瘡

吹乳方

当風取凉其痛不可

臍瘡方

痔藥方

毒瘡濕爛方

又一方

史國公浸酒方

平胃散

通漏方

楊梅瘡點藥

下疳方

追虫去積吃泄方
又方
三瘧方
三瘧方
五福化毒丹
生肌散
赤面瘡
肩疽
螻蛄
腸肚癰
手發背疽
脚帶疽

痢疾方
痢疾方
三瘧方
單氣和疾飲
去諸瘡惡肉
項門癰 自下外症共計五十七種俱係飲劑細録在後
耳風毒
背疽
乳根癰
腎氣遊走之毒
脚心癰
上發背

中發背
腰疽
騎馬癰
耳根癰
頰癰
臂癰
肘發毒
丫刺毒
外臁瘡
膝發背濕毒
面風毒
項癰

下發背
痄腮
眉風毒
耳门癰
火腰帶
中發臂
肘發背
腿癰
内臁瘡
鬢疽
四種瘰癧瘡
結喉癰

上下腰癰
乳癰
肚便癰
便毒并鯉魚便
左手毒手心毒
手腕毒
耻骨癰
脂風毒刺
蟹睛毒
乳癖
點眼藥
前症毒疽癰等共計五十四方并註治法

臂癰
夾胝
心肚癰
右手毒手心毒
臂面毒
鶴膝風
腿遊毒
上下眼丹
髭鬚上毒
小兒五種痈疾
以下煎藥飲劑俱治

即前五十七種之煎方也

治諸般腫毒成膿者服之托內已穿者尤宜服之

治婦人諸毒未膿者

治婦人乳癰

治小兒疳積方

治火眼瘴不能開疼甚吹鼻散

治風眼方

誠脩聖濟衛生膏

千搥膏治久遠臁腿

治一切癰疽無名惡毒瘡癬名十補湯

金銀花湯治諸瘡色變

內托黃芪湯治附骨癰

治小兒驚風名抱龍丸

治下疳搽藥神方

稀痘方

治寒濕氣冷風痛

桔梗湯治肺癰

內消升麻湯治患癰疽大小便不通

瓜蔞湯治便毒

治溪乳腫毒

內塞散 治惡瘡癰

石霧丹 治雲瘴医瞙赤腫諸般爛眩風眼一切之症

奪命丹 治諸外症

治婦人經事不通不能清潔四肢無力

遺精桑螵蛸丸 治下元虛冷精滑不固遺瀝

治痢疾

嗅鼻正氣散 治四时傷寒頭痛發熱骨節疼

傷寒頭痛肢体沉重惡寒發熱痰逆咳嗽

困倦少力及偏頭風方

當歸滋陰丸 治婦人虛弱經脉不調和痺气不足血气乾枯赤白帶子

治無名腫毒

蒜附傷氣方

急心痛

治癬疥癩風瘡方

治喉嚨腫住鵞妙方

治發背疔瘇多瘡方

柔调散 治彭風骨節疼
治諸毒膏藥方
楊梅瘡點藥方
槐花地黄丸 治臟毒方
治内外臁瘡方
婦人腹中有血塊
小兒患耳内瘡
青白擦牙散
諸般解毒丹
觀音菩薩善龙蛇換骨丹
王祖師鶴頂丹
三才奪命丹

治對口瘡 久不愈者
治寒濕氣方
廣瘡點藥方
參芪丸 治男女久痢不愈
治蠱脹
燒青彭
五汁膏 治痰火
蟾酥膏 治癆痰病
治疝氣如神効
五金丹
回生痘疹丹

手足風疼
內傷方
蠟礬丸 治瘡瘍
白虎瘡方
兒哭丹 治唇疾
治食積腹痛
陽氣方
治男子婦人八般膀胱下注
利驚丸 治月內小兒驚風發吼盜腸內吊
八寶丹 治一切風疾
六味地黃丸
小兒夜啼

洗眼湯
瘡疾咒
治凍瘡方
咽喉諸毒方
治沙脹腹痛
食茶葉
香連丸 治痢疾赤白膿血相兼裡急
牙痛方
真人活命追毒飲
金子丹
興陽神効方

婦人乏乳生乳方
小兒斷乳法
婦人無子
黃疸病
兩腿大熱紅腫（俗名腿游風也）
婦人胃寒腹痛無子
烏龍膏（治小兒痘疹不起）
栗子頭
花椒散（治心氣痛）
湯火藥
痔瘡
經驗中風

小兒出尿屎
物入眼不出
魚骨橫鯁（附雞骨哽）
番胃病
蛇並百腳咬
行經作疼（附安胎散）
赤鼻
魚口便毒橫痃
紫金錠
狗咬
催生湯
仙傳萬病解毒丹

延齡丸
鯽魚膏治一切瘰癧腫毒
雞化鳳風方
治痔方
不斷糸方
治痔瘡神方
治廣瘡方
治牛皮血癬瘡神方
種子神方
方
下淋神方
治楊梅神方

開玉門仙方
内府秘傳膏方
内府秘傳巴骨方
治小腸氣神方
又方名七粒糸
急慢驚風神方
治偏頭痛神方
治楊梅結毒惡瘡神
又方
烏鬚方
治乳癧癬神方

治痰瘧神方
治陰陽癬神方
治魚口便毒應驗神方
治咽喉等症神方
治積癖應驗神方
辟蚊仙方
黑髮射香油方
輕重好歹治法避諱共計十一頁餘
治瘡神方
治白癜神方
爛腿裙風妙方
治癬藥神方
治疥膿瘡方
治偏形痛神方
治下疳消症神方
洞房春意妙方
抹馬玨一尼散
痘疹書逐日附方辨
小兒生瘡
治橫閣妙方
寒冷腹痛
治小兒口內疳方

治小兒蟹屆
雀子班妙方
方
或癢或痛
懸梁吊
耳聾
小兒夜啼
治婦人淋病六花丸
下疳摻藥丹方
治腦漏方
又利聾丸
打胎方

治小兒身上火毒
治初發背一切腫毒
治婦人陰户内生瘡
治刀斧傷
手鐘不辭
治哮病
治蛇咬
急心痛
又方
丞眼睛方

寄園寄方抄

五中方

升麻鬱金方治虫毒腹

療時疾方

治染瘴癘方

口含十棗方

聽訣

白字方

疫年穿井方

鼻赤方

產後訣

鑿石方

吉財解毒及蠱方

君蔍除痔方

狗毒蛇傷方

七里香方

治應声虫方

而漏書冊方

治鐵方

葱熨法

口瘡法

小兒急慢驚風

畫上粉被黑方

合口方

誤吞釣魚鈎方

入山宿以渡水要訣

治溺死者

白玉漿異方

受杖方

神方弄肉瘡法

胎塊不辨事

戒食菰蕈

兒生墮地不啼

又增應驗奇方

胎死腹中

誤吞綠鍾五金方

除白蟻鑽木蜂方

乾霍亂方

霧行法

五箭打鐵鍼鉛炮子

房室之戒

蜂螫方

醃牛皮鴨子方

陰字法

小兒口瘡

催生方　天泡瘡
小便血淋　救砒礵救者
小兒火丹　赤白痢疾
奚魚骨哽　發狂欲走
治諸瘡方　小便不通
瘧疾方　牙痛神方
腫毒未破者神方　腫毒瘡疽癰癤方
刀口藥　黄丹病神方
保嬰稀痘仙方　治湿瘀丹方

目録終

八仙奪命丹 又名五要丹

專治男婦疔瘡發背對口魚臍及婦人乳癖凡一應不識無名歹瘡惡毒癰疽並皆治之

凡歹瘡惡毒初起之時但覺身軀拘急心神驚怖患處不知痛痒者是也若就服此藥一丸乃覺腹中響痛直至丹田利三四次則消矣若毒已成服藥一丸行三四次其毒已徹過二三日再服一丸略行一二次以米粥補其瘡口四面覺痒腫處起皺自生新肉瘡即愈也初服藥時先用墨筆依瘡腫處大小圈之爲記服藥之後即有

皺紋其紅影不出圈外日〻漸消此其驗也然用藥者看人大小量瘡輕重隨丸与藥　大凡人有此疾皆由身事有不足官私事有不平故内悍于心而難出于言自欝〻于中如濕薪置火屋烟慢出所以發成此瘡或縱嗜酒欲恣水衰火盛而成此瘡若再加鍼灸炮豈不速乎此藥如鍋底抽薪其止所以不傷患者縱天命無可再生之理而人不大受苦楚也然製藥吉日須用天月二德毋倉黄生炁天醫吉日或端午七夕重陽勿令婦人雞犬見之必靜室焚香修合富者量取藥資貧者捨施勿

取其功豈淺淺者哉然服藥不可用未日滿日死爲及遊神禍日得此方者宝而藏之審而用之若非忠厚仁德君子不可輕傳

丁香　沉香　木香　苦丁香　乳香　沒藥　連翹　血竭　巴豆壳油取霜

俱爲細末煉蜜入藥和成劑收貯甆器內封固或用油帋包裹勿令泄氣用取一丸如黄豆大隨人大小虛實加減白酒空心送下未成者即消已成者即潰出膿見其黄水漸漸皮皺生肉或痒不可手爬若服此藥不可針灸及膏藥薰蒸藥不用酒者白湯送下久不行酒以

热証推湯以热湯熱行為度

追疔奪命湯治疔瘡

羌活 独活 防風 川弓 白芷 連

翹 金銀花 黄芩 黄連 青皮 蝉

蛻 澤蘭 細辛 紫河車 脚蓮 柴

胡 桔梗 加葱白二根 水二鍾 煎八分

不拘時服 盞煨取汗為度 外用水圍藥

數之 及點藥頻頻點之出毒水為度汗

後加大黄少許徹下後加王箕

水圍藥

乳香 没藥 射香 血竭 硇砂 雄

黄 輕粉 蟾酥各錢 右用蕎麦灰一斗

淋汁一大鍋煎一半下末藥在罐内將前灰汁傾在内封固漸用凡有疔瘇圍之即散

追毒丹点藥治諸般惡瘡疔瘇瘡毒

蟾酥錢人言錢射香分雄黄錢白丁香錢矼砂錢右為細末收貯用針点破瘡口入藥在内外以膏藥封之流出清水其腫即消無有不愈

夾膏

麻油斤半黄蠟二两黄丹五两单麻子五十粒[illegible]黄柏末水輕煤二錢乳香水要油卅紙用滾油湯多煮熟不痛

湯火藥

小麥炒焦研末菜油調敷即愈

癧瘡方

百少霜一錢 輕粉一錢 水龍骨一錢 栢末一錢 右用

猪苦胆一个調敷

濕瘡方

輕粉少許桐油調敷

八宝丹抹藥治濕毒臁瘡

乳香一錢 没藥一錢 龍骨七錢 血竭一錢 氷片半分 象

皮二錢 輕粉一錢 兒茶一錢 黄栢末一錢 海票硝二錢

隔紙膏治濕毒臁瘡

龍骨二錢 血竭二錢 輕粉二錢 乳香五錢 没藥三錢 栢

末。芦甘石二錢 黄蠟一兩 百草霜五錢 黄丹五錢
草麻子五十粒 用麻油廿兩煎成膏，用防風荆
芥 金銀花 苦参各一撮 同紙下鍋煎熟，攤貼。
鉄箍散 毒黄只盖其藥
乳香一錢 没藥一錢 射香五分 連喬一錢 黄柏一錢 山
烏一錢 南星一錢 半夏一錢 防風五分 瓜蔞仁一錢 羌
活一錢 皂角刺一錢 蜈蚣一條 五倍一兩
右用醋煎，圍瘡四處即散。
神効乳香膏
防風 羌活 當歸 白芷 木鱉子
杏仁各五錢 用麻油四斤煎，為滴水成珠，下
頭髮七兩煎，洋又下前藥，柳枝七十根

煎枯待冷絞去查又下鍋入黄丹廿式

兩煎成膏然后下乳香沒藥　輕粉

血竭　白芷各錢收乾藏貯攤用

赤癧丹毒攻入腹則殺人

黄丹　朴硝　石膏　雄黄　共為末水

調掃患処則愈

喉痛煎藥方

陳皮　甘草　黄芩　黄連　山

玄參　天花粉　桔梗　防風　荊芥

梔仁　鼠粘子　加灯心一結水二鍾煎

連翹　八分食后服

吹喉方

雄黄 枯凡 薄荷 冰片少許 栢末 蛀
竹屑 姜蚕各等 俱為細末吹入喉中

小児吹痱瘡藥

川槿皮一兩 栢末一兩 輕粉二錢 銅青二錢 枯凡一錢
共為末菜油調搽先用米泔水煎滚候
温洗净然后上藥

口痱藥

人中白煅 五倍子炒 冰片 青黛 栢末
一錢 共為末搽口内

吹耳藥

胭脂胚一錢 海票硝一錢 枯凡少許 射香少許 黄栢
末一錢 龍骨一錢 共為細末先以綿枝揿净

然後吹入耳内

傷風耳聾

防風　白芷　廣陳皮　羌活　獨活

柴胡　細辛　細菖蒲　枳殼　甘草

桔梗　紫蘇　加燈心

點眼方

芦甘石四両火煆用黃連淬七次　射香三分　票肖四分　飛丹二分

乳香　沒藥各五分　為極細末　煉蜜成膏　若搽

化開搽眼

眼泪出煎方

當歸　生地　川芎　防風　荊芥　薄荷　羌活　桔梗　甘草　細辛　甘菊

水煎服

偏頭風三貼一汗即止

當歸　川芎　白芷　羌活　陳皮　半夏　紫葉　防風　荊芥　柴胡　細辛　藁本　加葱白七個姜三片

偏頭風

檀香四錢　川椒四錢　細茶二兩　大葱頭十个　右水二鍾煎七分用芦薈薫入鼻內

又方

連翹　熟地　川芎　當歸各二錢五分　用姜汁一鍾拌熟地煎至八分就下二味又薄荷為末放在碗內傾藥內食前服四

貼愈

頭面癬瘡

川槿皮二兩色紅厚者佳 川白芨一兩去心膜生用 班毛十個去頭足翅用 巴頭去殼七粒

右四味為末，和勻，冷水調擦之。

乳癰敗毒散

白芷半炒 甘炒 姜蚕炒半斤 川山甲三大片土炒 大黄

半炒 乳香 沒藥俱花箬上炙去油 共為細末，用當歸身

四錢，水酒各一鍾，煎，去查，服後行一二次，

以粥湯補止。

吹乳方

茴香一兩炒 川山甲二兩炒 木香一兩 延胡索 陳皮

青甘草炒 白牽牛炒取頭末 右七味為末，每服

壹錢熱酒調下病分上下食前後服
腎氣虛下注脚膝或当風取凉其痛
不可忍者治之
當歸　獨活　畢解　石斛　續斷　苡
仁　牛膝　木瓜　杜仲　五加皮　巴
戟天　兎京子
疥瘡方
大風子肉錢　水銀錢　樟腦廾卜　油胡桃二個
共搗爛為丸擦之
又一方
川槿皮　蛇床子　大黃　硭硝　防風
荆芥　苦參　蒼术　草烏　獨活　羌白

枯凡半兩 硫黃三錢 獐腦三錢 飛丹三錢 共為細末

菜油調搽

痱藥方

胆凡 枯凡 黃栢末 氷片 俱為末

裙風瘡

氷片三錢 輕粉一錢 龍骨三錢 血竭半錢 飛丹一錢 乳香三錢 沒藥三錢 黃蠟一兩 銅青三錢 銀硃三錢 右為細末菜油煎成膏用花油帋做夾膏先以甘草煎湯洗淨貼之

毒瘡濕爛方

用葱汁煎飛丹松香為末菜油調敷愈者瘡不收口乜古翕之

今銀花 白芷 桔梗 白芍 桂枝
王萁 陳皮 枳殼 甘草 白茯苓
乳香 没藥 當歸身

一方

腫毒痛不可忍取单麻子热搗敷之妙

又一方

風化石灰 赤小荳 大黄 三味為末
醋調敷之

新効碧玉膏 治發背乳癰腫毒等症

乳香手 銅青末 单麻仁廿个 右為末石上斧
碓數百下成膏如軟加乳香若硬加单
麻仁得所則止攤于帛上貼之有膿者

則取下拭凈再貼未潰者加巴豆三五
粒一方用云香袋乳香
史國公浸酒方治左癱右瘓風症
防風一兩萆薢一兩半川牛膝一兩鱉甲一兩白茄根
一兩油松節一兩枸杞頭一兩半當歸一兩半蒼耳子二兩
二蠶沙一兩虎脛骨二兩羌活半秦艽一兩另要
乳酥兩炭炙藥
痰火症
人參防風款冬花海藻雄黃
鵞管石杏仁化痰肖五味子如
黃病者加綠凡棗子為丸服之愈
平胃散

陳皮一兩厚朴一兩蒼术一兩甘少許

白濁方

楝樹子一個打碎陰陽水各一碗煎七次露

七宿服之即愈

通漏方

綿子火煅過砂仁 乳香 蜜陀僧各等分 人言少凡

右研細末麵糊為調

便毒瘡疮

大黃三錢 川山甲炒 甘小節下 連翹 歸尾

白芷各錢俱為末好酒調服其膿盡從大便

而出腫自消矣

楊梅瘡點藥

銅青末　木鱉子研　胆凡末　輕粉末　雄黄末
共為細末乾糝
前方煎藥
當歸　川弓　苦參　防風　荊芥　食
花　白芷　羌活　連喬　甘艸　陳皮
苡仁　白蘚皮　右水二鍾煎八分不拘
時服
下疳方
孩兒茶末　雄黄末　冰片半分　珍珠末　歸尾
連喬　白芷　獨活　苦參　青皮
今良花　天花粉　荊芥　防風　黄芪
枳壳　黄栢　紅花　蘇木　乳香各等

水酒各一鍾煎八分食遠服

追虫去積吃油方

鶴虱五分　雷丸五分　羊蹄五分　錫灰五分　尖檳榔五分

杏仁去皮尖五分

痢疾方

大棗子二枚內藏胡椒一粒　丁香一粒　巴豆一粒

用湿草紙包裹六七層火中煨過三四

層放在地下出火毒搗和丸如桐子大

若小兒六七粒大人十數粒每日二服

如紅者用薄荷湯　赤者用姜湯送下

又方

生姜　白羊眼豆花　細茶各三錢　水煎服

痢疾方

陳皮　厚朴　山查　枳殼　赤芍　木香(錢叁)　甘草　黃連(錢二)　薄荷(一錢)

三瘧方

貝母(五錢)　檳榔(七錢)　青皮(七錢)　常山(七錢)　厚朴(三錢)　全蝎　草菓(錢七)　用水酒各二斤同煎折一半露一宿清晨放在床底下勿令人知每日服三鍾服完即愈

三瘧方

知母(亍)　半夏(亍)　厚朴(卜)　防風(卜)　黃芩(廾卜)　茯苓(廾卜)　當歸(卞)　柴胡(木)　枳殼(木)　青皮(木)　山查(木)　胡首烏(木)　陳皮(木)　甘草(木)　每貼加烏梅

三个生姜三片水酒各一碗煎至一半
悪日空心服

三瘧方

常山一錢 檳榔一錢 丁香五分 烏梅三个 用好酒一
二鍾煎八分露一宿至悪日早起溫熱
勿令人見向東南方空心服下加燈心
五十根蓋煖一卧汗出愈

單氣和痰飲

廣陳皮炒一錢 熟半夏姜製炒一錢 白茯苓去皮八分 片术土炒一錢
香附米泔水浸三晝夜炒 枳殼麸炒一錢 白芥菜子炒研末一錢 青皮炒八分
甘草炒五分 麦芽炒五分

五福化毒丹

玄參亐 桔梗亐 青黛朱 人參ぇ 甘草ぇ 射香下 茯苓亐 生地亐 牙硝ぇ 共為末煉蜜為丸金箔為衣如芡實大每服一丸薄荷灯心湯下

去諸瘡惡肉

雄黃下 巴荳去殼膜 研作如泥入乳香没藥各一錢

生肌散

龍骨 血竭 乳香 没藥 赤石脂 寒水石 拿 冰片下 為末摻之

頂門癰

受在心六腑与陰陽不調氣熱壅聚而成

毒於肱經此毒不可輕易先用敗毒流氣飲治之

赤面瘡

受在脾經傷於肪骨氣血凝滯毒氣傷肝風熱壅盛此惡症也先服狗寶丸追毒流氣飲後用内托流氣飲治之

耳風毒

受在心腎氣不流行壅在心經故傷於耳五種耳痔耳蕈耳壅耳爛先服清肝流氣飲後以定痛降氣飲治之耳痔耳蕈用針刺破以玉膏點上蝕去

肩疽

受在膀胱氣血凝滯不行故結成毒於肩耳先服流氣飲四圍用清凉膏敷之再用追毒膏貼之

背疽

受在於腎氣不能行結此毒也以前藥治之

蝼蛄

上中下串因受濕毒傷於皮膚怒氣傷心串而成者先用加味流氣飲後以乳香内托飲治之

乳根癰

受在脾經氣血壅滯不行氣結毒聚而成

者也先用敗毒流氣飲次以定痛乳香散治之

腸肚癰

受在大小腸經氣血壅滞故發出之於表此乃結壅以聚毒也當用内托加味流氣飲之

腎氣遊走毒

受在膀胱經冷氣傷腎实後為生膀胱此乃風毒也當用紫蘇流氣飲梹榔丸治之

手發背疽

受在心肝二經陰毒反出流於手背故為發毒症也當用定痛流飲後用内托散治

之

脚心瘡

受在心腎二經瘡在脚心是為湿毒故乃成脚心瘡也當用定痛流氣飲及梹榔丸治之

脚帶疽

受在寒湿所傷為毒氣血結聚而成者也当用定痛流氣飲及梹榔丸治之

上發背

受在陶道之經主傷心肝肺三経鬱結聚毒氣傷肝壅出於背此乃悪毒之症也先用敗毒流氣飲後用護心托裏散再用流氣服合之

中發背

受在神靈之經名為心癰心血湧出不能歸肝氣血湧於背中損於肝經亦用前藥治之

下發背

受在肝脾經絡流滯于五臟傷於三經此乃三毒症也先用敗毒流氣飲次用内托流氣飲治之

腰疽

受在陰包穴傷於寒温氣血不行流注經絡當用前藥治之

痄腮

此乃風毒症也當用清肝流氣飲後用托内流氣飲治之

騎馬瘡

受在腎經虚氣熱毒傷於腸經血聚成毒發為痔漏此悪症也先用敗毒流氣飲後以追毒内托飲治之

眉風毒

受在肝經氣血壅上結聚為毒也當用敗毒流氣飲後用清肝托裡飲治之

耳根瘡

受在心腎經絡氣壅不通怒氣傷腎流注在牙根用前藥治之

耳門癰

受在肝經風毒流注血氣週流乃毒症也不用前藥治之

頦癰

受在心腎經絡怒氣傷流滯肝經風热壅聚成此毒也當用前藥治之　頦上癰不為重頦下者要成瘺瘡此症不可輕易

火腰帶

受在心肝二經热毒傷心流滯于肝膀胱不行壅滯皮膚此風毒也先用清肝流氣飲後用敗毒流氣飲治之不可敷藥

臍癰

受在心經流於小腸發在臍中先用内托流氣飲後用三香定痛飲治之

中發臂

受在肝經氣血不行壅聚結此毒也先用托裡流氣飲後用清肝流氣飲治之

肘後毒

氣血流注結成為毒而成癰也當用前藥治之

肘發背

受在心腎二經通於五臟經絡毒氣成之串毒此乃惡毒症也先用内托流氣飲後用定痛結毒飲治之

了刺毒

受在心經凝結成毒血湧了口而為毒症

当用前藥治之

腿癰

受在肝腎二經血不週行壅在皮膚發出

惡毒症也先用敗毒流氣飲再用內托清

氣飲治之

外癧瘡

因受氣毒血不週流聚在皮膚而發出也

先用紫蘇流氣飲後用三香流氣飲治之

內癧瘡

因停寒受濕氣流阻聚成此毒耳以前藥

治之

膝發背濕毒

受在腎經流注為疾傷於手毒成風此惡症也先用紫蘇流氣飲後用三香和氣散治之

鬚疽

受在脾胃心肝熱氣結成者先服敗毒流氣飲再以清肝流氣飲治之

面風毒

氣血壅上結成者也當用前藥治之

四種瘰癧瘡

血氣壅塞結成此症先用清肝流氣飲後

項癰

皆因五臟受毒因風血結聚也此症伏在風府之間先用敗毒流氣飲後用内托消毒和氣散治之

結喉癰

受在双喉之向因毒結聚此症先用敗毒流氣飲再用清肝和氣飲治之

上下腸癰

受在心肝二經寒热不調風寒入於胃乃發出於皮膚先用敗毒流氣飲再以托裡流氣飲治之

臂癰

受在臂經虚氣寒濕結成此症可用前藥治之

乳癰

受在肝經氣血壅聚孔竅不通結成癰毒先服定痛和氣飲如若不散再服内托流氣飲治之

夾䏲

受在氣脉不迴流結此毒也當用前藥治之

肚便癰

受在腸胃飲食不調寒熱伏結成此毒也

亦用前藥治之

心肚瘡

受在心經氣血流毒風熱傷于經絡而成悪毒之症也先服敗毒定痛流氣飲如不散再以托裡流氣飲治之

便毒并鯉魚便

受在膀胱間經濕氣傷於腎間而結成毒也先用消毒流氣飲如不散再以内托定痛流氣飲治之

右手毒手心毒

受在胞絡太陰陽明氣血流於左足厥陰經

左手毒　手心毒

受在心火太陽少陽流於左足太陽太陰陽明上後生流五行子母更生相養或因喜怒憂思寒濕氣血阻滯不通結成者也左右二毒之症皆陰陽不和耳先用定痛消毒飲後用内托流氣飲治之

臂面毒

受在肝肺氣血凝滯而成者也即用消毒流氣飲治之

手腕毒

受在掌後因心經虛空憂怒驚氣兩感氣血不通乃成此毒也先用定痛敗毒飲後

用内消清氣飲或近手心或連手腕者再
用三系内托飲治之

鶴膝風

受在腎肝為之臏毒憂氣濕毒傷於肪骨
患入經絡此乃惡症也先用紫蘇流氣飲
再以内托流氣飲治之

貼骨癰

受在肝腎二經因寒濕熱伏毒在腎筋骨
之骍而成貼骨癰也先用紫蘇流氣飲後
用化毒流氣飲治之

腿遊毒

受在小腸腎二經傷于雲邪赤腫毒遊乃

腿遊毒也先用紫蘇流氣飲後以三氣和氣散治之

指風刺

受在穴熱激聚傷于手指毒氣凝滯此症也先用敗毒流氣飲後用內托流氣飲治之

上下眼丹

受在心肝熱毒升上而成丹也先用清心流氣飲後用敗毒黃連湯治之

發背毒

受在手陽明經氣虛風熱阻滯而發也先用清心流氣飲後用內托流氣飲治之

髭鬚上毒

受在脾胃心肝俱熱風邪氣結此惡毒症也先用清心流氣飲後用內托流氣飲治之

乳癖

受在肺肝怒氣況毒入於乳經發成癖毒痛之甚也先用內托流氣飲後以定痛敗毒飲治之

小兒五種癖疾眉耳鼻舌齒五種在心脾胃因食炙煿熱毒所傷為瘡滯流皮膚結成惡毒或有白風或有赤風此小兒之疾也眉耳鼻舌齒先用梅花散敷貼後服敗毒

流氣飲治之

內傷方

不論跌打損傷臨死者服下即活嘔血者即止服下不令人嘔吐肚疼瀉紅面等黃事元神不動而傷隱然自消經驗不一此方勿遺

要取地鱉虫不拘大小多少收在甕內投入紅花當歸不拘多少等分食之食盡再投入前藥如是者三次即止然後令其自相吞併假如虫三十個至七八個然後用瓦炭火炙存性每服三錢陳燒酒送下最妙者三服即愈其動如神 在後

臨服藥

芦甘石一两火煅七次　黄連一两　氷片三分

錦紋黄二两　山甲五分　白芷七分半　人參蘆　當歸半中　俱爲飲片烈日中晒乾成脆研末每服三錢或伍錢看人壯怯用好酒服之

敗毒散

項門瘡敗毒流氣飲

紫蘇　桔梗　枳殼　防風　甘草　柴胡　川芎　人參　羌活　芍藥　獨活　白芷　每味五錢加姜三片棗一枚水煎服

追疔流氣飲

防風　柴胡　羌活　芍藥　獨活　紫

蘇桔梗　枳壳　川芎　白芷　連召
犀角　當帰　甘草
水二鍾煎一鍾　服未効再服
内托流氣飲
人参　木香　黄芪　厚朴　紫蘇　桔梗　枳壳　官桂　烏藥　檳榔　當帰
甘草　每味五錢　姜三片　棗一枚　水煎服若發熱加柴胡除官桂　或疼加玄胡索柴胡五灵脂　或瀉加白术白附子　胃氣不開加陳皮茯苓半夏　嘔吐加生姜自然汁
向寶丸　治赤面疔

蟬酥（錢） 腦子（錢） 狗寶（一個） 射香（少許） 右為細末酒糊為丸如蘿蔔子大每服三丸生葱三寸和藥内口中細嚼熱酒送下用被蓋暖約行五里地汗出為効後用追毒流氣飲服之用白肉膏點破瘡頭仍藥敷貼圍赤瘇處用玉黄膠敷之如乾頻愈宜服内托流氣飲（二方俱見前）

耳風毒 清肝流氣飲

枳殻 桔梗 黄芪 厚朴 前胡 羌活 甘草 白芷 赤芍 防風 荊芥 川芎 石膏 水煎服

定痛降氣飲

防風　白芷　當歸　芍藥　甘草　紫蘇　厚朴　陳皮　半夏　前胡　柴胡　川芎　水二鍾姜三片棗一枚煎服耳輪赤爛用青綠膏貼之

內托流氣飲　治肩發

人參　黃芪　白芷　川芎　生地　防風　烏藥　桂心　枳殼　木香　赤芍　赤茯苓　桔梗　甘草　水二鍾姜三片棗二個煎七分服肩發与肩疽同看

肩疽

人參　柴胡　前胡　川芎　桔梗　羌活　獨活　枳殼　茯苓　防風　赤芍

甘草　水煎服

螻蛄串　加味流氣飲

紫蘇　枳殼　桔梗　芍藥　白芷　川

芎　防風　厚朴　木瓜　官桂　香附

川練　甘草　烏藥　水二鍾　姜三片

棗二枚　煎八分　不拘時服

三　香内托飲

人參　黄芪　当歸　川芎　赤芍　乳

香　木香　丁香　烏藥　防風　官桂

川練　甘草　煎照前

乳根瘡　敗毒流氣飲

紫蘇　桔梗　枳殼　防風　柴胡　前

胡　川芎　羌活　獨活　連翹　白芷
當歸　赤芍　甘少　水二鍾姜三片
棗二枚煎八分服

乳香定痛散

人參　黃芪　茯苓　甘草　當歸　川煎法同前
芎　芍藥　白芷　香附　烏藥

腎氣遊走毒　紫蘇流氣飲

紫蘇　桔梗　枳殼　厚朴　烏藥　芍
藥　白芷　陳皮　檳榔　香附　腹皮
甘少　煎法同前

檳榔丸

檳榔　大黃　枳殼　防風　木瓜　木

香
右為細末煉蜜為丸如桐子大每服
三五十丸空心服白滾湯送下
膓肚癰內托流氣飲
人參　黃芪　木
香　厚朴　烏藥　枳
殼　紫蘇　桔梗　檳榔　官桂　白芷
防風　當歸　川芎　水二鍾姜三片
棗二枚煎八分服
手發背定痛流氣飲
人參　黃芪　當歸　川芎　茯苓　烏
藥　枳殼　芍藥　白芷　乳香　防風
甘草　煎法照前
脚心癰定痛流氣飲

人参　黄芪　茯苓　甘草　當歸　川芎　芍藥　白芷　香附　烏藥　紫蘇　枳壳　照前煎服

脚帶疽又名雜帶疽先服定痛流氣飲次服檳榔乃俱依前料合服檳榔散

紫蘇　枳壳　厚朴　芍藥　檳榔　防風　陳皮　甘草　香附　大腹皮　照前煎食遠服

上發背敗毒流氣飲黄牛角燒灰加入飲片内或酒服

人参　桔梗　枳壳　柴胡　前胡　川芎　白芷　羌活　芍藥　紫蘇　甘草

防風　煎法照前　不拘時服

護心托裡散

人參　黃芪　當歸　川芎　乳香　木香　白芷　桔梗　厚朴　烏藥　防風　枳殼　官桂　大粉草　煎法同前

內托流氣飲　與下料全用

中發背與上發背同科當用前藥治之

下發背　敗毒流氣飲

紫蘇　桔梗　枳殼　防風　柴胡　羌活　白芷　赤芍　當歸　獨活　甘草

煎法同前

內托流氣飲

人参　當歸　川芎　黄芪　厚朴　桔
梗　長桂　白芷　芍藥　防風　枳殼
茯苓　半夏　陳皮　烏藥　甘艸
木香　煎法同前
腰疽下發背同宜用前藥治之
痄腮毒　清肝流氣飲
防風　荊芥　川芎　石膏　白芷　羌
活　黄芩　前胡　桔梗　枳殼　赤芍
甘艸　水二鍾煎七分服　如末消再服
別藥　如不散仍服此藥可散
騎馬瘡　敗毒流氣飲
人参　桔梗　枳殼　防風　柴胡　前

胡 川芎 羌活 白芷 芍藥 紫蘇
甘艸 照前煎服
内托追毒飲
人參 黄芪 厚朴 甘少 枳殼 桔
梗 当帰 白芷 川芎 防風 照前煎法
眉風發敗毒流氣飲
紫蘇 桔梗 枳殼 柴胡 前胡 川
芎 羌活 連翹 赤芍 甘草 照前煎服
内托清肝飲
人參 黄芪 厚朴 桔梗 枳殼 防
風 烏藥 當帰 芍藥 白芷 川芎
甘艸 煎法同前

火腰帶 清肝流氣飲

紫蘇 桔梗 枳壳 防風 柴胡 羌活 烏藥 茯苓 白芷 川芎 陳皮 甘草

煎法仝前

臍癰 内托流氣飲

人參 黃芪 當歸 木香 川芎 芍藥 防風 紫蘇 官桂 枳壳 烏藥 桔梗 厚朴 白芷 檳榔 甘草

煎法同前

肘後癰与中發背同科冝同治之

肘發背 定痛消毒飲

紫蘇 芍藥 桔梗 枳壳 烏藥 白

芷 防風 羌活 獨活 川芎 茯苓
甘草 照前煎服
了刺毒与肘發背同科照法治之
腿瘡 敗毒流氣飲 腹
紫蘇 枳殼 桔梗 芎藥 當歸
皮 檳榔 川芎 羌活 獨活 白芷
甘少 如未消再服煎法同前
内托清氣飲
紫蘇 官桂 厚朴 桔梗 腹皮 檳
榔 川芎 芍藥 甘草 當歸 香附
枳殼 羌活 陳皮 茯苓 獨活
白芷 前法煎服

外瘍瘡 紫蘇流氣飲

紫蘇 桔梗 炙附 甘草 防風 川

芎 芍藥 檳榔 腹皮 白芷 木瓜

川練 煎法同前 如痛赤腫用後藥

三香和氣飲

木炙 乳炙 炙附 枳殼 茯苓 當

歸 柴胡 紫蘇 桔梗 甘草 白芷

防風 芎 芍藥 檳榔 腹皮

木瓜 川練 陳皮 煎法 全蝎

裡瘍瘡 与脚苓 并外瘍瘡同科藥治之

腦疱疽瘡 消毒飲

人參 當歸 川芎 芍藥 枳殼 白

芷　桔梗　茯苓　半夏　柴胡　羌活
防風　厚朴　川練　甘草　煎同服

三炙內托飲
人參　木香　乳香　黃芪　厚朴　紫
蘇　桔梗　枳殼　官桂　烏藥　當歸
芍藥　防風　白芷　甘草　煎同服
對口疽與上中下搭手并腦疽同科治
之

臀癰敗毒流氣飲
紫蘇　桔梗　甘草　防風　川芎　枳
殼　羌活　獨活　白芷　澤瀉　炙附
梹榔　玄胡　黃炙　芍藥　煎同服

清心流氣飲
茯苓　白术　猪苓　澤瀉　青皮　防
陈　柴胡　羌活　香附　川芎　紫蘇
门冬　赤芍　甘草　水二鍾姜三片
如小便不利去生姜白术煎服
天蛇毒　定痛流氣飲
人参　当归　川芎　茯苓　芍藥　烏
藥　白芷　桔梗　防陈　紫蘇　甘草
照前煎服
内托流氣飲
人参　川芎　芍藥　白芷　烏藥　桔
梗　紫蘇　羌活　柴胡　官桂　黄芪

枳殼 茯苓 當歸 防風 甘草
照前煎服
委中毒 敗毒流氣飲
紫蘇 厚朴 烏藥 桔梗 枳殼 陳
皮 香附 芍藥 白芷 腹皮 檳榔
大黄 木香 防風 甘草 照前 腹皮
紫蘇流氣飲
紫蘇 厚朴 烏藥 香附 檳榔 腹
皮 木瓜 枳殼 桔梗 防風 當歸
甘草 煎法同前
髮疽 敗毒流氣飲
紫蘇 桔梗 枳殼 白芷 川芎 當

归 柴胡 白芍 甘草 煎照前生姜
不用
法肝飲
當歸 川芎 桔梗 枳壳 防風 前
胡 羌活 獨活 茯苓 甘草 煎照服前
面風毒与鬢疽同科藥
紫蘊 桔梗 防風 枳壳 柴胡 前
胡 羌活 独活 川芎 茯苓 腹皮
烏藥 甘草 煎照前法 姜棗 不用
清肝和氣飲
紫蘇 桔梗 枳壳 甘草 防風 前
胡 白芷 当歸 厚朴 茯苓 羌活

陳皮　青皮　煎法仝前

上下腸癰　敗毒流氣飲

紫蘇　桔梗　枳殼　甘草　芍藥　厚朴　青皮　茯苓　陳皮　柴胡　玄胡索　煎法仝前

內托流氣飲

人參　木香　黃芪　厚朴　紫蘇　桔梗　官桂　烏藥　當歸　芍藥　防風　白芷　川芎　茯苓　陳皮　半夏　甘草　照前煎服

臀癰與腸癰同科同藥治之

貼骨癰　敗毒流氣飲與委中毒同

科同藥治之法在前篇

內托流氣飲

人參　當歸　川芎　黃芪　厚朴　芍

藥　桔梗　紫蘇　枳殼　白芷　防風

茯苓　檳榔　烏藥　甘草　煎法仝

前食遠服　如發熱加柴胡羌活　若

痛加乳香玄胡索　如大便不通加乾

姜

腿游風　紫蘇流氣飲

紫蘇　厚朴　香附　烏藥　檳榔　腹

皮　木瓜　枳殼　川芎　防風　甘草

煎法仝前

敗毒流氣飲

紫蘇　桔梗　枳壳　腹子　陳皮　羌活　獨活　大黄　烏藥　香附　煎法同前，姜枣不用

托裏流氣飲

烏藥　官桂　川芎　白芷　芍藥　防风　厚朴　木香　黄芪　当归　人参　甘艹　煎法同前

腰疽　痄腮相同　清肝流氣飲

防風　荆芥　獨活　紫胡　茯苓　甘艹　々銀花　枳壳　桔梗　羌活　連喬　赤芍　水煎食遠服

鶴膝風　防風湯

防風　牛膝　陳皮　甘草　当歸　防己　連喬　人參　白芷　黃芪　厚朴　独活　水煎空心服

治諸般腫毒成膿者服之托内已穿者尤宜服之

人參　黃芪　当歸　陳皮　甘草　厚朴　防風　獨活　白芷　連喬　々良　苡　茯苓　上部加桔梗効　如熱加柴胡効

治婦人諸毒氣膿者取蒲公英（即黄花地丁也三四月收取鄉向開花者各處有之方一莖一花）搗碎用好酒濾汁煎一沸服之即效散

治婦人乳癰奶癖外吹奶裡吹乳奶頭畨花瘡未成膿者服之就散

白芷錢　桔梗分　軟柴胡錢　防風錢　金艮花　獨活錢　青皮錢　烏藥錢　歸尾錢

右水二鍾加灯心廿根炒砂仁一錢煎八分食遠服　如有膿者加人參黃蔗歸身去青皮烏藥　或已穿而不收口者加蒲公英　或單有此蒲公英一味搗碎酒攙挾汁煎服亦可愈

治小兒驚風名抱龍丸

羌活分　防風半　白姜蚕分　胆星分　蟬腿半　白附子分　明天麻分　射香分　天竺黄分　全

蝎下洗淨去頭足共為細末神曲糊為
丸如黃荳大用硃砂七分為衣每服一丸
薄荷湯送下

治小兒痹積方

益母下精少頭末銀柴胡下青黛下冰片
下兑共為及細末用不落水鷄軟肝即鷄肫也一个入
藥搗爛蒸丸服之即愈或晒乾麻末燉
鷄子吃亦妙

治下疳摻藥神方

黃連下冰片半分珎珠半分水銀下呂下同水銀煉輕
粉下水粉下銀硃下右八味共為及細末
用甘艸湯洗摻之即愈

治火眼癃不能開疼甚吹鼻散

火硝一錢 雄黃五分 射香一分 共為細末如右眼痛吹左鼻左眼痛吹右鼻又以水吹鼻必吐出即愈其方甚妙

治紅眼方

用飛礬細末与姜汁調和圍于眼睚即愈 將臨解小便時取其數之亦妙

稀痘方

用初生鷄子捕將云者未曾出時取之自死將小雞取出破開其腹入雄黃一錢砂仁一錢以絲扎定仍入年壳权用後要取及時梅花各一錢遇云痘將前藥末拌匀令

小兒服之每服三分清湯送下痘不出
也就亦必稀

誠脩聖濟衛生膏

蝦蟆十六蜘蠋一斤血餘半斤當歸三兩大附子三兩
肉存云三兩川山甲三兩单麻子三兩用酒浸一
日疸土木鱉四十九[illegible]班毛四十九用真麻油四斤
以前藥入浸春五夏三秋七冬九日
各照時氣浸滿日倒入鍋內熬至油滴
水成珠為度去清濾淨油三斤又用密
陀僧卅五兩用火炒要童便內淬七次
為度研為細末煎至七日夜熟下黃丹
半斤飛丹一斤用蔥薑汁各[illegible]將丹熬乾棕皮

濾過水內調和下細藥用蠍蝎末二兩

大附子為末二兩下之當歸存云川芎

防風羌活玄參俱以火焙乾白芷山柰

獨活各分三味俱以晒乾苦參一斤晒乾

各為細末取淨末每以三兩之數將鍋

離火二十次下之待油溫後下細藥

乳粉香

香　沒藥　血力　芦會　銅禄　輕

沉香少　丁乐　木香　全蝎蜘　生

合油各兩　阿魏亍東　蟬酥朱　陶鷲油引

右壽藥將前藥熬成膏方下細末攪勻

云火毒三宿用

治寒濕氣冷風痛

大蒜　老姜　葱　各壹斤　俱搗汁將陳年薑粉收汁晒乾用桐油一斤煉爲滴水成珠後冷入粉加南星末一兩爲膏貼之即愈

千槌膏　治久遠爛腿百藥不効者用此

桐油一兩　松香一兩　葱頭十四個　煎成膏安于淨石上以木槌打千下將布二塊夾膏於中貼于患處三日一換即愈如神

聖濟黄芪湯　治一切惡瘡膿血結聚皮肉緊厚日久不能消疼痛

黄芪三錢　陳香三錢　董陸香三錢　連翹三錢　羚羊角一兩　萹蓄一兩　梔子仁一兩　防風一兩　生甘艸一兩　瓜

姜根一錢 雞舌香一錢 右剉碎用水一鍾半煎至八分不拘時服

桔梗湯 治肺癰心胃氣急咳嗽膿血心神煩悶咽乾多渴兩脚腫滿便亦黄赤大便多澁

桔梗一錢 桂心一錢 川芎一錢 防風一錢 甘草一錢 貝母一錢 当歸一錢 枳壳一錢 米仁一錢 桑皮一錢 杏仁一錢 瓜蔞仁一錢 百合錢半 黄芪一錢半 每服五錢加生姜三片水二鍾煎一鍾熱服

治一切癰疽無名惡毒瘡癤 名十補散

人參三錢 黄芪三錢 當歸三錢 桔梗一錢 桂心一錢 川芎一錢 防風一錢 甘草一錢 白芷一錢 右為細末每

服五錢只用酒下如不用陳木香湯下
金銀花湯治諸瘡其色變紫黑者
金銀花两黄芪四甘中两煮陳五斤以藥
入瓶內酒亦入瓶內封口重湯煮三兩
去查分五六次服查再煎
內消升麻湯治惡癰疽大小便不通
升麻两大黄两黄芩两半枳殼两半当歸两半甘
草两芍藥两半右七味為末每服五錢水鍾
半煎七分去查食前溫服
內托黄芪湯治附骨癰濶六七寸長
一尺堅硬漫腫肉變色皮澤深行步
作痛

連翹一錢　肉桂五分　鼠粘子一錢　歸尾二錢　黃芪二錢
甘草錢半　黃柏錢半　升麻七分　柴胡五分
右十味用水酒各鍾半煎一鍾空心熱
服了後即食

瓜蔞湯治便毒

瓜蔞半斤　姜蚕三錢　木通三錢　大黃五錢　蜜一合
用酒水各鍾半煎一鍾𡈽露一宿至曉
溫服以利後腫消爲度未利再服外以
毒核如肥皂用蒜搗爛敷之

治溪乳腫毒

木通三錢　甘草二錢　青皮炒一錢　石羔研一錢　連召錢半　歸
頭錢半　黃蘗子錢半　皂角子炒一錢　右成咀分二服

湯半鍾，水一鍾，煎八分，熱服。

內塞散　治惡瘡癰熱不退，膿血不止，瘡口虛澀，可排膿。

人參　當歸　黃芪酒浸　川芎　茯苓　防風各一錢　桂心　桔梗　遠志　甘草　白芷各一錢　砂仁　炙附　厚朴各一錢　赤小荳浸五合　附子二個　五味子　陳皮　白芍藥　熟地各一錢　麦

右㕮咀，水盞半，姜三片，煎七分，入酒熱服即愈。

石霞丹　治一切雲瘴医橫赤腫，諸般爛眩風眼，並皆治之。

龍腦一錢　章冰一錢　硇砂一錢　牙硝一錢　輕粉少　面

粉廿 硼砂卞 銅綠了 右為末醋糊為丸如
桐子大每服一丸白湯下
奪命丹治一切癰疽無名惡瘡
川山甲蛤粉炒黃色卞 歸尾酒洗廿 乳香卞 皂角刺燒灰廿 陳
皮廿 防風去蘆廿 白芷卞 銀花二卞 貝母去心卞 赤芍
卞 甘草卞 沒藥廿 花粉卞 右藥用酒一
碗煎半碗以紙糊口勿使走氣煎時迴
避雞犬婦人若病在上食後服在下食
前服
治婦人經事不通不能清潔四肢無
力倦怠
當歸丂 白朮丂 白茯苓丂半 甘草炒 五味子

錢陳皮兩薄荷兩軟柴胡方杏仁錢去皮尖各
剉研姜三片水二鍾煎八分食后服

遺精桑螵蛸丸治下元虛冷精滑不
固遺瀝不斷

五味子錢龍骨錢附子錢共為末糯米為
丸如桐子大每服三十丸空心鹽酒下

治痢疾

乳香錢豆蔻肉錢木香錢黃連半乾姜錢

右為末白湯調服

喚金正氣散治四時傷寒頭疼發熱
骨節疼痛

蒼术二錢藿香二錢厚朴錢半夏錢加姜三片

棗一个水二鍾煎八熱分服

傷寒頭痛肢体沉重惡寒發熱痰逆

咳嗽困倦少力及偏正風

麻黄三錢半防風三錢半白芷二錢白芍藥二錢川芎一錢炮去

皮桑甘菊二錢荆芥穗二錢乾姜二錢每服用葱三

根水二碗煎八分服

當歸謎陰丸治婦人虛弱經脉不調

和痺氣不足血氣虧枯赤白帶子

炙附二錢当歸二錢艾一錢醋拌熟地三錢烏藥一錢醋焙川芎

錢牡丹皮二錢黄栢一錢半三色皆酒浸白芷二錢甘草一錢炒

右十味同醋炒為末黄米為丸如豌荳

大每服三十九丸空心淡塩湯下

治无名腫毒

爛青香（丁即田中柳樹根一条）芋苗一夜 松栢葉共打爛敷之愈

蒜附陽氣方

大蒜斤 香附兩 丁香（筆不見火）良姜錢 陳皮錢 厚朴錢 蒜去皮煮切碎共為細末面糊丸如桐子大每服五十丸或茶或酒任意下

急心痛 用瓜蔞一個燒灰存性研末好熱酒送下其痛即止

治癬疥癩疤瘡方

蛇床子錢 大風子十个 枯凡錢 川椒錢 輕粉錢 雄黃錢 共研末栢油調敷患處即愈

治喉癥腫生鵝妙方

大青魚胆丁將明礬川椒為末裝入胆內懸吊陰乾如用只取一分用筒吹入喉中吐涎即愈

治發背疔瘇丁瘡方

黃柏丁定粉東輕粉丁右為細末用雞子兩个調敷患處留苗以去毒即愈

茶調散治頭風頭疼滿身骨節疼痛

防風丁荊芥丁薄荷丁川芎丁白芷丁羌活丁細辛丁共為細末隨症調服不拘用茶送下

治對口瘡久不愈者

杏仁半两 麦 六安茶葉一两微炒 入石碗搗爛成膏
敷貼瘡口生肉自愈

治諸毒膏藥方

獨子肥皂一個用水浸軟搗爛扭汁一碗入
醋半碗熬膏用乳香沒藥各錢黄丹半攤
膏貼用

治寒濕氣方

葱白十两 樟木一两 川椒一两 海艾一两 連須葱
頭根 滴醋一斤 水一大鍋將藥与醋入内同
煎一滚候湯可下手時即令患人一浴
勿令見風用被和頭蓋覔一浸其覔倦
時帶热上床以被蓋煖出汗透即愈矣

有能飲者飲幾碗亦妙

楊梅瘡點藥方

銅青　胆凡　兒茶　雄黄　輕粉各等　杏仁去尖

用青魚胆或婦人乳汁調點之

廣瘡點藥方

雄黄錢　兒茶錢　胆凡七　輕粉錢　乳香錢　沒藥錢　銅青錢　龍骨錢　蘆甘石錢　血竭錢

右為末用白鵞胆調搽

槐花地黄丸治臟毒方

荊芥兩燒灰　烏梅肉兩　槐角兩　生地兩　歸身兩　白芍　川芎　防風　枳殼炒　黄栢　黄芩各兩　黄連兩炒　地榆兩炒　知母兩

右為末糊丸

如桐子大每服五六十丸白湯下

參糸丸 治男女一切久痢不愈者

黃連刃 白扁豆刃 人參丏 木糸刃 茯苓刃

豆蔻肉シ 飛凡シ 橘皮ㄌ 粟殼壴 廣皮壴

共為末用烏梅刃煎湯打糊為丸如桐

子大每服四五十丸粳米湯送下

治內外臁瘡方

五倍子煅 百艹霜糸 松香糸 血竭ヰ 沒藥

ヰ 水龍骨ヰ 各為末用生桐油調貼即愈

治蠱脹

巴豆刃 蓖麻子丏 豬胰子丏 乳香下 右藥

相打爛攤布上貼于臍再以花椒下 蘇

木卞水一鍾煎半鍾去柤热服侯一根炙
時毛孔中俱有水出即愈
婦人腹中有血塊諸藥不効宜服此
味血見愁十打汁和酒飲之或晒乾為
末酒送下
鱔貢頭　蛤蜊連肉燒灰存性為末
菜油調抹
小兒患耳內瘡
白凡十乾胭脂卞射炙下龍骨卞炮右為細
末入胭脂研勻以綿杖撚淨濃水將藥
吹入自愈
五計膏　治痰火

梨汁一斤蜂蜜一斤白蘿蔔汁一斤白糖觔一斤姜
汁斤右以五味汁下鍋煎至滴水成膏每
服一酒盞蜜陽送下日進四五服甚妙

青白擦牙散
青鹽两白鹽两川椒翦將椒汁拌勻炒乾
擦之永無齒疾

蟠飛膏　治痨疾病
天花粉一斤為細末放在水中去水周成
餅以綿帋蓋之用手壓去油將人乳入
銅鍋中滚熱与花粉調膏以茯苓切片
將松栢葉鋪于甑內以茯苓放在松栢
葉上蓋四五次取出又用晒乾松子肉

兩瓜仁兩乾山藥兩杏仁兩蓮肉兩共為末与天花粉和匀用白沙糖滚湯調服二三兩

諸般解毒丹治諸腫毒療諸病愈諸瘡

山茨菰（去皮焙二兩）紋蛤（即五倍子也搥碎洗三兩）巴豆（用白帛包打去油淨用二兩）紅牙大戟（洗淨焙乾一兩半）牛黃了珠砂永射香永山豆根一兩

山茨菰江南生者形如甘草而堅實者不可誤用紅牙大戟江北有土紅色者亦可

右為末用糯米粥拌和於木臼中搗千下每料分作四十錠量病輕重合依後開湯服合日用端午重陽如急用必天月二德之日亦可

勿令婦人鷄犬之類見宜净室焚香脩

製

凡中蠱毒狐狸鼠蟒惡菌河豚牛肉禽獸等物薄荷湯或凉水磨下

癰疽發背無名疔瘇對口瘰癧蛇頭惡瘡諸風癮疹赤瘇諸瘤未硯破等毒用好酒磨服或凉水調塗若瘡已潰出濃者不可服

陰陽二毒傷寒心悶胡言乱語胷隔壅滯利毒未發及四時瘟疫等毒用冷水磨薄荷磨下　赤痢凉水下　白痢姜湯下　心氣痛用溫或姜湯下　瘧疾用

東流水並楊柳枝湯下

泄痢肚腹疼痛霍乱吐瀉痧瘴等症薄荷湯下　急中顛邪鬼氣狂乱唱叫奔走好酒下　心疼酒磨塗含藥少許吞下

自縊落水死鬼迷驚死未隔宿心頭熱者涼水磨下　小兒急驚風五疳五痢癮疹瘡癅蚤水薄荷湯磨下

羊笑猪顛等中風氣口眼暮亘睡多涎言語蹇塞口閉緊急肪脉拏縮骨節風癱手脚疼痛行止煩難走氣痛好酒磨下

内傷東流水磨敷　打撲損傷炒松節湯送下　江南兩廣蠱毒覔意思不快即

服一服或吐或瀉隨手便瘥

太陽痛用薄荷研敷太陽上　如牛馬六畜中毒不可與藥救之

凡一切雜疱及疽等毒未成膿者甚好已破者亦能大拔毒勢也其藥品雖不能補然羸瘦之人不可服之

治疝氣如神効方

青皮焙方　木通方　川楝子十个　木香各[illegible]　小茴各

右藥為咀用江子六十粒好青白大者肉同於鍋內炒黄色為度將江子去之不用知用海金沙錢　滑石錢　乳香錢　為細末和勻用葱白湯送下以乾物壓之

觀音菩薩善龍蛇換骨丹

天台烏藥半兩當歸半兩細辛半兩川烏一兩草烏一兩兩頭尖一錢甘草一錢甘松一錢防風一錢乾山藥一錢白芷一錢牛膝一錢天麻一錢川山甲一錢百膠一錢烏蛇一條白花蛇一條右為末酒打麵為丸如彈子大每服一丸細嚼隨引下各用湯服開後男子婦人左癱右患口眼歪斜半身不遂失音不語從朝昏沉手足頑麻骨髓行痛行步艱難偏身疼痛耳作蟬鳴打撲損傷風熱等症酒送下　腰脚痛米泔送下　痰狂瘴氣急驚風荊芥湯送下　眉髮脫落狂言

心風好酒送下　遍身疼痛瘡癬血風
清茶送下　心腹膨脹痛膏隔噎氣寒
冷生姜湯送下　若胃風寒清茶送下
骨節疼痛風氣乳炙湯送下　耳聾腎臟
風米泔水送下　手足退皮掌腫風麻
白湯送下　大腸下血臟風蓆草湯下
淋瀝腎臟風淡鹽湯下　鼻生赤黙肺風
湯送下　耳作蟬鳴川椒湯送下
婦人胎前產後咳嗽紅花湯下　婦人手
足頑麻熱風因血風醋湯送下
婦人黄腫血注紅花當歸湯下　婦人赤
白帶下生姜湯下　雞爪風石榴皮煎

湯送下

王祖師鶴頂丹　婦人不可服

杏仁（卌九粒）半夏（卌九个）巴豆（卌九粒）乾胭脂（三錢為衣）右為細末，醋侵一宿，蒸餅四兩為丸，和成塊，作丸如桐子大，每服三五丸，各有引下開湯在後：

赤痢甘草湯下　白痢姜湯送下　冷熱傷寒葱白湯下　反食吐瀉丁香湯下　肚腹膨脹陳皮湯下　肚腹疼痛積湯送下　腳腰疼痛牽牛湯下　赤白痢當归芍藥湯下　木瀉車前子湯送下　傷寒瀉血槐皮湯下　心氣疼木瓜湯送下　血脈不通紅

花湯下　虫咬人彡馬莧苓湯下
大小便不利磨刀水下　冷疾艾湯下
又取積冷水送下　吐血丁彡湯下
破傷風酒下　癱瘓用乖頭乂個煎湯
送下　小兒五痢不利米泔水送下
小兒熱病茴香湯下　小兒驚抗薄荷
湯下　內傷紅花当歸湯下　小兒吹
嬭送嬭乳香湯送下

五金丹

蒼朮ヨ　巴豆两半　川烏两　羌活两　杏仁四十九粒
右為細末麵糊為丸如彈子大每服一
丸依湯送下　量病用藥

濟患神效異方

取積追虫檳榔湯下　打撲損傷薄荷湯
下　疸小便多菜根湯下　霍乱吐瀉
藿香湯下　心氣疼醋艾湯送下
惡心膨脹姜湯下　兩脇腰痛山梔湯下
渾身疼痛乳香湯下　赤眼黄連湯下
頭疼川芎湯下　腰疼牽牛湯送下
肚疼乳香湯送下　咳嗽姜湯送下
諸風清茶送下

三才奪命丹　又名天保命丹

牛黄　冰片錢五　腦骨研煅過　射香半　白芷一錢　川
山甲蛤粉炒黄　乳香二錢　沒藥二錢　無名異　歸尾各二錢
桃仁一錢　自然銅醋煅七次二錢　蘇木一錢　紅花一錢　赤芍二錢

五灵芝　廣木香　血竭各二　大戟五分　硃砂
羊山茨菰　山豆根去皮　大黄錦紋者四兩　胡椒五分
甜瓜子五分炒　千金子去油淨四兩　真加皮五分　地鱉蟲
焙乾一錢　右為末煉蜜為丸如彈子大硃砂為
衣或用金箔為衣入磁器内以紙封固
不可泄氣諸毒癰疽發背服之即愈
如有跌打損傷血氣奔心者每服一丸老
酒化下　如骨粉碎零落者服之即生如
旧用熟酒化下輕者一丸重者二丸
如命將絶者只要心口有氣微熱口中納
入藥進無不効也

回生痘疹丹　治小兒痘疹已云未

出已成未成已歛未歛或变灰色或陷
下不起猶入內不開眼四肢冰冷不進
乳汁咬牙打喉服山一粒宜用祥辰吉
日浄室焚香脩合打醋炭一日五次忌
孝服孕婦雞犬近
樟腦下阿魏亍硃砂廾下雄黄亍蟾酥廾下牛
黄透明乳香亍沒藥亍白芷廾下貝母廾下兒茶
廾下川山甲米拌炒文蛤廾下五倍廾下芎藥廾下山茨
菰亍蟬退淨亍紅牙大戟亍蕓薹灰存性人牙
燒存下紅藥子亍金銀花叶下不用歸稍膏子全蝎
精鹽下洗去甘草膏下升麻膏子荊芥穗膏亍
麻黄膏亍先將衆藥各味依法以膏子各

打為細末秤見共一兩二錢三分次用生童子香乳汁雄鷄冠上血徐徐滴入藥內加紅棗肉三味均和為丸如桐子大用薄荷煎濃湯化下如痘入內了急用好酒一鍾搽于小兒瘡上如壞爛真不堪近者急取糞坑屋上陳爛草不拘多少鋪在小兒瘡上即愈矣

手足風疼

乾硬飯半斤 牛膝三錢 木瓜三錢 當歸 防風 漢防已 荆芥 木通各一錢 人參八分 右為咀片用好酒十斤入罈封固口蒸三四沸冷定每常溫服三四盃再服十斤即愈

洗眼湯

昔有一人双目不見一十九年不分日夜只用一皮硝陸錢水一盞煎七分洗之每月煎一遍不記遍數洗得如童子眼光一般此方洗好千萬餘人有雲南樊雄衛上小旗張通夫妻二人不見光明六洗得如童子眼一般每月煎藥日開列於左

正月十一　二月初二　三月初三

四月初四　五月初五　六月初六

七月初七　八月初八　九月初九

十月十三　十一月十二　十二月初

五閏月依前月煎法　如有風淚眼
或生衣及白星并青盲瞎眼皆可洗之

內傷方　不論跌打損傷臨死者服
下即活嘔血者即止服下不令人嘔
吐肚疼瀉紅面黄等事元神不動而傷
隱然自消經驗不一
要取地鱉虫不俱大小多少收在甕內投
入紅花當歸不俱多少等分食之食盡再
投入前藥如是者三次即止然後令其自
相吞併假如虫三十食至七八個然後用
瓦炭火活炙存性每服三錢陳燒酒送下
最凶者三服即愈其動效如神

瘧疾咒　不拘棗栗梨李隨便一菓

手執二枚念咒曰

吾從東午来路逢一池水　水裡一條

龍　九頭十八尾　問他食甚的　只吃

鶴子鬼　先念一遍吹於菓上念至七遍

吹至七次後吹法水一口將菓与患人

安在房中臨發日五更雞犬不聞時朝

东五將菓一枚包於青綃或皂包帕内

繫於臂上男左女右將一枚食之安卧

于净室中切忌食生冷瓜菓麸麵葷腥

油膩等物

蠲瘧丸

黃占丁　明凡藥三丁　右將占溶化離火入凡末拌勻溫酒下不拘時服上下瘡癤服之自散

治凍瘡方

先用甘草湯洗淨次將黃柏黃芩黃連輕粉須用麻油調敷溫者乾藥摻之愈

白禿瘡方

菜油彐　硫黃二丁　鷄子丁　先將油煎次下鷄子白煎如法下硫黃末搽三四次愈

咽喉諸毒方

胆凡丁　辰砂下　氷片下　甘艸下　胡黃連三下　猴兒茶下　右為細末用井水糊為丸如黃

豆大含口化下如急用末吹上亦妙

兒哭毋治瘧疾

大雄黃下辰砂木人言卄端午日以粽尖

搗和為丸如菉豆大至噁日五更取井

花水向東南服乂丸

治沙脹腹痛

將鹽一撮安于鐵鏟上燒紅滔水一

大碗以鐵鏟上鹽傾入水飲之則止

治食積腹痛不拘男女大小服之

茯苓丆半夏丆蘿蔔子炒禾山查肉一丆半陳皮禾

右為末另以白术熬膏為丸如桐子大

每服三四十丸空心白湯下或米湯下

食茶藥

川椒目去核焙乾為末麵糊為丸白湯

送下

隔氣方

水銀分大棗子一个核去皮慢慢擣碎為末每服

半分不拘時服用酒和韮菜汁送下然

後服煎藥方 沉香錢丁香錢藿香錢錢

白荳蔻錢当歸錢檳榔分少果分枳實分一個

此八味用水二鍾煎八分又用梨子

于藥內無梨子即白芦菂亦可用水銀

錢鉛分將鉛化開水銀在內成餅為末和

在藥內

香連丸　治痢疾赤白膿血相兼裏急

木香一兩半黃連十兩粟梗一兩燒黑色各為末醋調為丸

如桐子大每服四五十丸日進三次米

湯送下

治男子婦人八般膀胱下注　一偏

氣二蓬氣三膀胱四疝氣五木腎六石

七小腸氣八兜氣　此是八般膀胱蓬

氣之積氣在此膀胱之疝氣也　藥取胞

中卵氣脹氣之疾並宜治之

玄胡索一兩江子一丁[illegible]淡豆豉四十九粒若三味為末

用蔥白搗爛成膏子為丸空心鹽湯下

利驚丸　治月內小兒驚風發吼盤

腸内吊

牛黄一下　珍珠一下　射香一下　半夏大者一下用石灰水浸七日七夜取牙皂水煮透晒乾去牙皂一下　全蝎水浸淨薄荷葉炮煨　姜蚕炒一下　胆星一錢　鈎藤尖炒　沉香一下　牙皂　雄黄各一下　青礞石　九者一下　蘇合香一下　硼砂一錢

右共為末以寒棗去皮核同研如成一塊收貯勿令泄氣臨用丸如菉荳大每服一丸清茶送下

牙疳方

人中白一下　冰片一下　青黛五下

敷上愈

八寶丹　治一切風痰

琥珀一下　犀角一下　姜蚕炒　雄黄各一下　牛黄　水

爲末姜汁成餅子晒乾一兩右爲末甘草煎膏爲丸如櫻桃大每服一丸薄荷湯送下

真人活命追毒飲 治一切無名惡瘡毒 川山甲三片大者蛤粉炒 天花粉錢 赤芍藥錢 白芷錢 防風錢 金銀花錢 當歸頭半 貝母去心 皂角撓梗 陳皮半 甘草節錢 乳香錢 沒藥半 右用好酒二碗煎一碗不可犯鐵器用帋封礶口不出全氣看瘡上下以分飢飽服之隨飲好酒幾杯此藥不傷臟腑不傷元氣忌毒物葷腥生冷葱韭大蒜麩麪一切動風之物 在背皂角爲君

在腹白芷為君　在胞瓜蔞為君　在四肢金銀花為君　疔瘡紫河車為君

六味地黃丸

乾山藥四錢　牡丹皮三錢　山茱萸四錢　淮慶熟地八錢　白茯苓三錢　澤瀉三錢　右為末煉蜜為丸如桐子大空心白滚湯送下

全子丹

千金子霜三錢　山茨菰一錢　五味子三錢　文蛤一錢　大戟錢　冬花錢　人參三錢　粟壳斤　紫苑三錢　甘草　陳皮錢　射香　右蜜為丸如龍眼大五月端午〻時丸每服丸一姜湯下

小兒夜啼

用灯中燒食之即止

異授神效方

蛤蚧一對頭足俱全真酥炙黄色爲度
胡椒末鷹爪蝦尾半斤沒藥沉香母丁
香大茴香各等分共爲細末一層蝦尾一層
藥以瓦器盛之用好酒浸煮乾爲度臨
臥時老者服蝦尾五只壯者服三只

婦人無乳生乳方

川山甲燒過天花粉二斤核桃肉廿五个去皮右爲末
桃肉共搗成膏以猪蹄湯一碗調服隨
後食肉晚飲天明時有乳

小兒出尿屎蜀葵花子不拘多少
炒黄色爲細末用猪尿胞一个焙干末

每服辛早晚酒送下三五服立效

小兒不食乳即斷乳法

用豬胆汁塗乳上二三次便不食也

物入眼不出

用清水磨京墨点眼角即出

婦人無子

五月端午午時收天雨水与夫共飲一鍾後速交合即時有孕

魚骨橫鯁

不拘男女用指甲燒灰為末用一字竹筒吹入喉中以無根水咽之即下或雞骨鯁者亦如之

黄疸病

用陳小麥麵（四斤）每斤取出一把糊餘者下鍋炒黄後用皂礬（一斤）陸續加入麪内炒枯黑色爲度研成細末以酒糊丸如桐子大每服六七十丸漸加至百丸爲止日進三服好酒送下

番胃病

用土狗兒（十个）陰乾以瓦燒紅焙炙爲末好酒調服

兩腿大熱紅腫（俗言腿游風是也）

用鷄子（一个）將京墨（好者）磨濃後以鮮扁柏和均搗爛敷患處愈

蛇虫百脚咬

用芋艿苗梗入鹽少許搗爛敷之愈

蠱脹 用菖蒲花炒黄色好酒送下

婦人胃寒腹痛無子行經作疼

当帰錢 川芎八分 芍藥錢半 白术錢半 茯苓錢半 甘少錢 蒼术錢半 官桂錢半 干姜錢半 三棱錢半 蓬术錢半 艾葉錢半 青皮錢半 良姜錢 烏藥八分 香附八分 砂仁錢半

苐行經後作疼者加紅花杏仁玄胡索干貼後腹不寒疼行經不疼一月後則有子再服安胎散四貼

人參錢 白术錢 川芎錢 黄芩錢 熟地錢 茯苓八分 芍藥錢半 砂仁錢半 蘇葉錢半 当帰錢 甘草

右用水二鍾加生姜三片棗二个煎服查再煎

烏龍膏治小兒痘疹不起

取未起真黑猫尾上血調好丹砂擦于牙上痘疹即起

赤鼻 用屋上瓦花數根將童便浸露一宿以童便抹於患處

栗子頸

已潰者將水仙花根打汁飲之其粗掺在患處如未潰者用南星荔枝草二味共搗汁以鵞毛拂之

魚口便毒横痃

用戴毛殼槐柳樹上者佳燒灰二錢好酒盡量服之一醉即瘥

香椒散治男子婦人一切心氣疼痛

木香一錢胡椒一錢右為細末陳煮酒調下

凡人轅門中受箭頭入肉内而不出者將蓖子竹边上筒牙搗爛敷之箭頭出

紫金錠丸藥料

射香一錢雄黄三錢珠砂三錢牛黄一錢飛金十張紫阿車一兩白阿車一兩山荳根炒一兩山茨菰炒十二個牙皂炒一錢千金子肉一兩霜如小兒急用慢驚風加天竺黄四五厘先將千金子肉炒与五味

為末共研和均後用辰砂等末藥与金箔加入同陳米飯打千槌為丸作錠樣治跌打損傷及諸般瘇瘍用醋磨敷　内治心疼艾醋下　驚風薄荷湯下　肚腹一應疼痛淡姜湯下

湯火藥

用榆樹皮火焙乾為末熟菜油調敷愈

狗咬

五月端午〻時收苧葉燒灰先用湯洗净拭干再將菜油抹上然後敷苧灰愈

痔瘡

取天井内帶殼蜒蚰數箇水片少許同搗

熥放在肛门上愈

催生湯　涼水一鍾寡酒一鍾和均服

經驗中風　凡人痰迷中風鬱痰久積咳嗽不轉

天仙子即茶子〆顆　糯米〆粒　右二味石擂盆研碎姜汁一小鍾用竹管灌入鼻內立効

仙傳萬病解毒丹　壹名太乙紫金丹壹名玉樞丹

神治一切飲食毒惡草毒　金石毒河豚毒陰陽二毒傷寒心悶狂言亂語胸膈壅滯邪毒未發瘟疫牛馬猪羊六畜等

妻因人新誤食必昏亂卒倒或生異形之症山嵐瘴癘急喉閉纏喉風脾病黃腫用薄荷煎湯冷磨服赤眼瘡癬衝寒冒暑熱毒下攻冷水磨下自縊死落水死心頭煖者驚死鬼迷死未隔宿者俱以生薑續斷酒煎磨灌下癰疽發背對口疔瘡天蛇頭無名腫毒蛀節紅絲等楊梅瘡諸風癮疹新久痔瘡並用無灰淡酒磨服外用水磨塗之日夜數次覆痒而消赤白痢下肚腹泄瀉急痛霍亂絞腸痧及諸痰喘俱以姜湯磨下急中顛邪唱叫奔走鬼胎鬼氣鬼魘失心狂

亂羊此猪癲等風俱用不萬蒲煎湯磨服中風中氣口眼歪斜夜多睡涎言語蹇澁觔脉攣縮骨節風腫行步艱辛諸風諸痾並用酒磨頻熱服惡蛇惡犬蜈蚣蝎子溪澗諸惡毒物傷即發腫攻注遍身甚者昏迷响叫命在須臾並以酒磨灌下再吃葱湯一碗蓋被出汗立甦新久瘧疾臨發時東流水煎桃柳枝湯磨服急慢驚風五疳八痢薄荷湯冷磨灌加蜜服之牙關緊閉磨塗年幼者一丸分作數次服牙疼酒磨塗痛處仍含

粟道眼眼損炊者清水磨塗打撲傷損
松節無灰酒研服新久頭脹疔疼太陽
痛極偏頭風時瘡愈後毒氣攻注腦門
作脹俱蔥酒研服一錠仍磨搽太陽穴
以紙花貼之經水不通紅花湯下天行
疫症相傳遍染者桃根湯磨濃搽入鼻
孔并服少許則不傳染此丹屢試屢驗
其方開列於後
山茨菰（二兩洗焙）紅芽大戟（一兩五錢紫者為上）千金子（一兩去油成霜用）
文蛤（二兩洗焙）麝香（三錢研淨）硃砂（三錢研末水飛淨晒乾用）雄黃（三錢研末水飛淨晒乾大塊妙）
右藥擇道地者預製好候端午七夕重
陽或天月德天医黃道日必潔淨之所焚

香脩製前藥秤準共入大乳鉢內研細末入細石臼中漸加糯米漿飲杵搗至光潤為度每料作四十錠病重者服兩錠服後用溫粥補之修合時忌雞犬婦人見孕婦忌服津液枯者亦忌用

山慈菰南北處處有之俗名金燈籠葉似韭花似灯籠色白上有黑點結子三稜二月開花三月結子四月初苗枯即挖地得之遲則苗腐難尋矣与老鴉蒜相似但無毛有毒能傷人此菰有毛包裹宜細辨去皮毛用

紅芽大戟杭州者為高江南土大戟次之北方綿大戟色白者大峻利傷人服之致有吐血者忌用上者去蘆根洗淨焙乾

千金子一名續隨子去殼拣肉色白者研極細用荊川淨紙裹壓去油用

文蛤一名五棓子皆紅黄色者搥碎用

又齒方

杜仲 枸杞 兎絲子 破故紙以上各八兩 川椒三兩 青塩四兩 料荳三升 共爲末蜜丸如桐子大每服三錢白滚湯下

催生玉門仙方

當歸二兩 川芎一兩 自死龜板一個即敗龜酥炙黄脆爲粗片如無自死即炒過龜板亦可炙用 婦人頭髮一握須要曾生過男女者旋剪下用麦麩搓洗净焙存性 以上四味水煎百沸湯臨產交骨与產門不開者服之约人行五里許其交骨自開兒出產门矣此方神異屢試屢驗母子俱慶萬無一失但龜板預覓爲是且曾有一產婦產門不開小便閉塞五六日未能分娩而

胎息腹中已经腐朽者服此立下其母
無恙真仙方也

鯽魚膏

活鯽魚一斤一个者五個用新布揩乾水連肚腸用 活蝦蟆五個 乳香去油研細末淨二兩 巴豆
五錢 真杭粉六十兩水和開以大碗盛之紙糊碗口放鍋內頓將鉛昇盡為度晒乾研油用
肉去殼淨春季用十兩夏秋用七兩五錢冬季用廿兩 蓖麻子肉去殼淨春季用五兩夏秋七兩五錢冬季十兩 用
真蘇油足秤五觔慢火熬滾下巴豆麻子
肉熬煎老黃色去渣入活蝦蟆活鯽魚于
油內熬至黑色濾淨渣將油文武火煎至
滴水不散再將粉徐徐投入不住手攪熬
成膏務要老嫩各宜將鍋離火下乳香末
以刀為度再以分朱上入研用入[illegible]

拔透火氣將水[illegible][illegible]攤[illegible]治一切瘡癤腫毒不能收口者生肌長肉立見効驗

內府秘傳膏方 治一切風濕疼痛及腰骨閃挫癱瘓半身不遂神驗

元參二兩 鬱金弍錢 大黃三錢 苦參二兩 防風二錢 生薑五錢 黃蘗三兩 川烏一兩 荊芥柔魚油三斤 草烏一兩 將上藥浸油內三日放鉄鍋內熬枯用蟹甲一個同熬以驗火後蟹甲黑為度濾去渣入宮粉廿兩文武火再熬至滴水成珠離水入乳香三錢麝香一錢攪勻磁罐內收貯用時坐于滾湯內化開攤貼患處

雞化鳳凰方

鶯粟子五錢不研 冬葵子五錢不研 遠志二錢去心 明雄二錢 雌雄二要飛過 先用甘草湯將二黃遠志浸三日焙干為末將黃汁同前藥煮和白米勻合令小雞食之即化

内府秘傳巴膏方 治一切腫毒惡瘡五驗如神

山梔子八十個 象皮六錢 血竭四錢研末 硼砂二錢研末 川山甲六錢 頭髮一兩二錢 兒茶四錢研末 右將桃柳杏桑槐五樣樹枝各一把每樣約三兩切片用香油四斤熬熱將樹皮入鍋內熬枯取出次入頭髮象皮山甲煠化再入山梔煠枯用綃袋濾云渣將前油復入鍋熬沸去火稍幽入黃丹二斤攪勻滴水成珠將鍋取起少冷再入血竭兒茶硼砂細〻攪勻融成膏之後用凉水一盆將藥傾入水內用手扯千餘遍換水數次拔云火毒[illegible]

抵用

治痔方

用吃山阜黄母牛糞陰陽瓦焙干存性爲末用時加氷片等分攪勻搽上即愈

治小腸氣神方

無花菓葉炙脆金絲葉炙脆共爲末每服三錢酒调下一分

不断香方

丁炙　當歸　参炙　輕粉　白蔻
藿香　山柰　白芷　炙附　沉香
桂心一錢　檳榔一斤　甘松一錢　蘇合油蜜和
以上各為丸如菉荳大每日一丸

又方名七粒香

甘松一錢 白芷一錢 山柰錢 檀香一錢 丁參錢 細

辛錢 桂心二錢 沉香一錢 麝香一錢 桂花餅一斤 叅

合油三錢 蜜三錢

治痔瘡神方

寸香一分 血笈三分 乳香四分 各研細末棗肉為

丸貼上膏蓋三日可愈

急慢驚風神方

天南星一錢 石膏一錢 明礬二錢 共為細末滴花

燒酒拌勻煎藥作餅縛脚心內男左女

右僕汗出即愈

治黃疸方

入蟬口內藏猪肚內縫好後熇焗泥酒

送下

治偏頭痛神方

白芷一分白朮一錢川芎一分白芍藥一錢右用猪首腦半個左痛用右右痛用左陳酒煎服重則二三貼即愈

治牛皮血癬瘡神方

烟膏一分黃蠟半分白蠟五釐真菜油半飯碗將烟膏研為細末加麪白放在碗內再將黃白蠟并仝真菜油放在銅杓內煎滚冲入碗中待等涼時把瘡洗淨將藥塗上用

油紙包好多者五六日全愈

種子神方

紅荳蔻朱白荳蔻朱肉荳蔻朱丁香朱乾用杜生雞蛋三十五個打破連殼盛在紅絲綿袋內入前四味用滴花燒酒廿觔將藥囊浸在酒中隔一宿連酒隔水煮一炷香即藏在土中越五日每夜飲三四小杯酒完將前藥再入燒酒十觔仍旧煎埋飲之半載必坐喜并一定生男坤用童便製香附每日煎湯代茶第一彼此乾坤各宜戒茶能三載吃白滾湯必連生男

治楊梅結毒惡瘡神方

西黃五分　珍珠一錢豆付煮　乳石五錢　琥珀三錢　硃砂五錢小飛　射香五分　川連一錢五分　冰片五分　雄黃五錢小飛　以上藥各研細末，用麪糊為丸，每服五分，開水送下。

又方

輕粉四分乳汁拌炒　透骨草一兩二錢炒去頭尾取八分　紅花四錢炒　細松蘿　茶八錢炒去頭尾取水　桉桃肉四錢炒　陳蕎麪四錢炒　小棗四錢炒去皮仁　茯苓三錢炒　薑蚕一錢炒　山甲一錢炒　以上十味為細末，煉蜜四兩為丸，白滾水送下，每服壹兩。

下淋神方

黑梔一錢　黃栢一錢　萹蓄一錢五分　瞿麥半錢　茯苓一錢　澤瀉一錢　烏梅三個　木通一錢　滑石一錢　燈心十廿　竹葉

十七 肉桂參右水煎温服

烏鬚方

榆麪二兩 胆礬二兩 五棓子一兩炒黑 青鹽一兩 先將皂角水洗尽用陳松蘿茶煎濃調隔水頓金花起乘熱塗上過一夜清晨仍用皂角水洗淨次日晚照前調搽五日即黑半月再塗永不白

治楊梅神方

知母 白芨 花粉 角刺 山甲 土貝 白芍 乳香 半夏 甘草 金銀花 草何車即萬年青 以上各弍錢水煎服十貼効

治乳癖癖神方

生半夏半粒以胡葱包生左塞右鼻生右塞左鼻

又生半夏半粒掩子半個胡葱飛麵共搗為丸花衣包照前法塞鼻

治疹瘰神方

死猫脚爪四個瓦上炙脆糖油调敷

治疥膿瘡方

斑毛五分 大楓子三個 雄黄五錢研細 白砒二分研細 水銀三分錫鑪

製死 樟腦录 右藥以蘇油六两將斑毛大楓子煎枯去渣加入黄蠟一两化匀又將飲藥四味串入擦于患處

治陰陽癬神方

白芨 土槿皮等分為末 飛麪和勻醋調紙糊乾則再三換之

治偏頭痛神方

川芎[illegible] 白芷[illegible] 細辛[illegible] 藁本[illegible] 防風[illegible] 羌活[illegible] 升蔴[illegible] 辛夷[illegible] 蟬蛻[illegible] 兎絲餅[illegible] 煎服

治魚口便毒應驗神方

梧桐葉糞坑中浸七日洗淨貼換三四次無頭即暗消有頭亦得愈之

治咽喉等症神方

没藥乎海兒人卞三分卞人司艮一日四五

次即愈加明雄一錢

治下疳消症神方

輕粉一錢冰片一分鴨蛋青調搽

治頑癬應驗神方

土槿皮二兩雄黃一錢樟腦一錢麝香一分木鱉子個檳榔個斑貓去足個合共為细末燒酒浸三日用

洞房春意妙方

大附子一個要一兩五分者佳無則一兩三四錢者亦可甘草三錢甘遂[illegible]母丁香個右將大附子開一孔剛空入三味于内用南京雄黃燒酒半斤將瓦礶乘貯入附子用棉帋封礶口以糯米數粒

放紙上炙以米熟為度取云前藥搗杵如泥成膏上青藥時入射香二厘于内貼臍上绢綿繫住

醉蝦仙方
此方不但久戰自然壯陽廣嗣
屢試屢驗珍之

大附子
一個重一兩五分者佳名曰天雄
無則一兩二三分者亦可

硫黃一兩 蛤蚧一付 韭菜子一兩 紫稍花一兩 枸杞子一兩 溪解母蝦一斤

二月八月有子時可用自辨是母蝦製淡附子劄一空入硫黃放小口缾用高燒酒一斤缾口封固以文武火煮至酒盡為度取起搗爛同藥為末用瓦盞盛燒酒一斤半將藥放下後放蝦醉死然後取起陰乾入罐内收貯時吃

醉蝦一對飲酒一二盞能久戰壯陽妙不可言

抹馬荳一尼散

大附子三钱蟾蜍三钱雅片三钱毋丁香三钱紫稍花三钱萆薢三钱射香二钱茱萸廿个蛇床子廿个

右以真川椒五钱煎成膏同藥調酒為丸如菉荳大臨用時用燒酒浸鎔開申時塗于馬荳臨睡時温水洗去

黑髮射手油方

香油二斤栢油二两另放訶子皮一两五钱沒石子醬川藥煎三日五培子五钱酸榴皮五钱旱蓮臺五钱即黑菜

猪胆二个另放真胆礬子右藥為粗末先將

香油熬數沸然後將藥下入油同熱少時
傾出瓦罐內盛貯微溫入栢油攪漸冷
入猪胆又攪及冷入後藥靈苓香藿香
葉香白芷卅松各乎射香子再攪用厚
帋封瓶口每日早午晚三時各攪一次
仍封如此十日後先將葚髮洗淨次早
髮乾搽之不代其髮黑光且滑永不染
塵矣

痘疹書

嘗聞小兒方脉古人謂之啞科最難調治
然小兒之尤難治者莫如痘疹不日之間
先生及掌極高悟奧勿医者每〻油手恃

斃且古人立方用藥寒熱迥異主意不同如陳文中之木香異攻散專用丁附薑桂峻熱之藥而與內經病機不合丹溪特發揮其誤亦有用得其當者屢獲捷効刘河間張子和專用芩連大黃等寒凉之剤丹溪亦曰酒炒芩連各解毒依法用之而獲安者亦不少也至於魏氏首尾俱以保元湯為主今之医者往往不同遵陳氏者多用熱藥宗刘張者多用凉剤依魏氏者專用補方是故不偏于熱則偏于寒偏於補也此誠刻舟求劍之道為是以為治幼之良法哉夫痘疹者有表裡虛實之分陰陽

寒熱之異時有春夏秋冬之不一人有市井鄉野貧賤富貴之不齊必須目視指切意度心推熱則涼之寒則溫之虛則補之實則瀉之權衡斟酌隨機應變庶無一偏之患矣

辨痘瘡發熱

夫小兒痘疹發熱大抵與傷寒相似脉多洪數煩燥臉赤唇紅或身痛腹痛頭疼惡心或呵欠頓悶咳嗽噴嚏但耳尖中指尻骨足稍皆冷及耳後紅脉赤縷顯露者此其症也即當仔認經絡陰陽明白不可妄投藥餌以致誤汗淏下慎之

見點分輕重

凡痘初發稀朗紅潤者輕若牽聯乾枯紫黑者重

痘瘡分經絡

凡呵欠頓悶屬肝時發驚悸屬心乍寒多瞌屬脾煩赤噴嚏屬肺四經有毒惟腎無症若熱極而為腎水所制方變黑歸腎也

辨陰陽症

若瘡色紅盛讝語美舌煩渴不寧是脛熱兩腮紅大便秘小便澁氣急脉洪大而舌上生胎者乃陽症也宜戒用熱藥

若瘡色灰白痒塌寒戰咬牙足脛冷肚腹

虛脹面白嘔吐脉沉微而舌上滑澤如常者乃陰症也宜戒用寒涼藥若非大寒大熱之症用藥當以平和為主

辨外症輕重

凡頭面耳鼻口唇頸項前後心稀少根窠紅活尖圓肥滿光澤者輕

若頭面前後心四肢多紫灰色陷頂痒塌瘡大而平痂落無托靨瘡靨不厚寔身溫足冷者重若于年壽中正印堂太陽鼻眉耳頸項心背腰脇之间但有一處密如蚕種及兩口角有二大瘡男左女右手心有一大瘡不靨色如油漆及如淡硃濕字滲

脚紅唇腫鼻陷瘫塌無膿遍身爪破口唇出血項硬胸高足冷過膝皆至重之症也

辨内症輕重

飲食不减大小便如常口不燥渴身無大热喉音清爽者輕

若咳嗽吐痰飲食不進大便泄瀉小便秘涎飲食到喉吐蛔放屁見點後發驚目閉咬牙美舌寒顫頊悶不寧口渴不止譫語發狂屬後發热屬後冒風悪心腹脹氣促声啞皆為至重不能随症用藥善加調護尔有可生之理

輕變重

食生冷月婦外人穢觸犯房事誤汗誤下見點後誤服升麻葛根湯誤服人參太早陽症誤服熱藥陰症誤服涼藥

重變輕

避風寒節飲食遠夫臭忌生人戒酒色用藥得宜

戒用升麻葛根湯

丹溪云但見紅點便忌升麻葛根湯恐發得表虛今之医者不論表裡虛實毒氣輕重及見點後二三日悉皆用之若稟實毒輕及山野貧賤之家向無大害倘施之於氣清表虛者寧無陷伏之患哉

辨陳氏木香異攻散

呂滄州云：陳氏木香異攻散，彼立方之時，必運氣在寒水司天之令，及值嚴冬大寒，爲因氣鬱痘瘡不得起發紅綻，故用辛熱之劑發之，亦一時之權耳。今之医者不分陰陽寒熱，一槩施治，以致乾枯黑陷，誤人多矣。

辨魏氏保元湯

夫痘瘡雖貴乎血氣充足，然毒輕則易出，毒化則衆行，此自然之理也。觀魏氏方書，首尾俱以人參爲主，若用于六七日毒化之時及氣虛毒輕者，亦有奇効；若用於二

三四日毒氣方熾諸熱未除之際則必補足毒氣痘瘡反不起蔟是誠閉门逐盜輕則釀成痈毒重則殞身喪命可不慎歟

逐日附方

凡痘瘡初出紅潤者不須服藥若隱于肌肉之間不即見點者宜服加減升麻陽

升麻八分 桔梗一钱 羌活一钱 甘草八分 水一鍾灯心十根煎三分不拘時服

見点二日三日如粟如黍光澤明净身無大熱者不須服藥若熱盛瘡多宜服消毒飲

當帰酒洗八分 川芎八分 山查八分 連翹去穰八分 前胡一钱 木通八分 甘草八分 煎法如前

四日五日大小不等根窠紅潤者不須服藥若色暗陷頂反欠起發者宜服牛蒡子湯

牛蒡子（一錢，炒研碎）當歸（酒洗）川芎（一錢）黃芪（蜜炙，一錢）茯苓（一錢）桔梗（三分）陳皮（三分）連翹（去穰，三分）大腹皮（酒洗，三分）

煎法如前

六日毒化漿行瘡形肥滿者不須服藥若欠起發不潤澤者宜服托裡散

當歸（酒洗）川芎（一錢）黃芪（一錢，蜜炙）白朮（一錢）桔梗（三分）通草（三分）水一鍾炒糯米一撮煎四分食遠服

若毒已化而漿欠足者加人參（三分）（此方失寫陳皮五分，又牛蒡子炒研，茯苓一錢去皮）

七日八日漿色充足飲食不減者不須服

藥若瘡平緊薄者宜服加味保元湯
人參錢 白朮錢炒 黃芪錢蜜炙 當歸錢酒洗 陳皮錢 通
草錢 若發癢加白芷四分 蟬腿酒洗淨三
分 緊色虛白再加人參五分 外用燈草縛
成一帚輕輕刷之
九日十日緊老黃臘色或結靨高厚別無
他症者不須服藥若緊不足及靨薄者宜
服十奇散
人參錢 白朮錢土炒 芍藥錢酒炒 茯苓錢 當歸錢酒洗 陳
皮錢 牛蒡錢炒研碎 桔梗錢 通草錢 炙甘草錢
水一鍾圓眼肉五枚煎四分食遠服
十一日十二日身不甚熱飲食不減者不

湏服藥若當靨不靨及痂落無收靨者宜
服解毒飲
當歸（酒洗一錢）芍藥（酒炒一錢）人參（一錢）山查（一錢）黃芪（蜜炙一錢）荊
芥（一錢）牛旁子（炒研一錢）防風（一錢）炙甘草（五分）
煎法如前
若是陽症各照本方加黃連四分酒炒黃
芩二分熱甚者用生黃芩黃連各五分或
加銀柴胡二三分亦炒熱盛發狂讝語美
者宜服犀角地黃湯
犀角（一錢）生地（二錢）連翹（一錢）黃連（一錢）當歸（一錢）丹
皮（五分）水一鍾煎四分不拘時服
若是陰症及咬牙寒顫各照本方加附子

取頂肥猪正胥重一斤一枚佳用小便鹽水甘草水三次製過 桂枝 小麥 冬蘇 生姜三片 煎服 外再加丁香

痘疔疔者釘也因其名而命之曰疔凡瘡大者為疔紫黑者為疔臭爛者為疔若痘瘡灰色不起叢者即當認出痘疔速用銀針挑斷其根吮去惡血隨以四聖散塗之

頭髮灰 珍珠 寒荳 各等分為極細末用好油胭脂塗入疔瘡內能令遍身痘瘡即轉紅活而自愈矣

治泄瀉

凡陽症泄瀉者輕陰症泄瀉者重皆當以健脾利水為主若用澀藥太早反致腹脹

氣俱難于施治矣

調中解毒湯 治陽症泄瀉

陳皮 山藥 川芎 白朮土炒 山查 木通 黃連酒炒 連翹去穰 甘草 赤茯苓

右各等分，水一鍾，薑皮一小撮，蓮肉三枚，煎四分，食遠服。如瀉不止，加訶子肉四分。

補中健脾湯 治陰症泄瀉

陳皮 熟附子 山藥 通草 訶子肉煨 人參 白朮土炒 川芎 砂仁微炒研 木香不見火

各等分，水一鍾，生薑三片，炒糯米一撮，蓮肉五枚，煎四分，食遠服。如不止，加

煨肉荳蔻五分

瀉甚者宜用荳蔻丸

肉荳蔻（濕麵裹煨熟去油） 木香（不見火） 砂仁 白龍骨 訶子肉（濕帋裹煨） 赤石脂（炒） 枯白礬

右各等分爲極細末，神麴糊爲丸，如黍米大，每服三十丸，炒米湯下。

痘後蔟痱

凡痘瘡已靨，潮熱未除，須防小兒口鼻内蔟痱，即当速治，宜服如聖散，仍以蘆薈散敷之。

如聖散

史君子肉 胡黄連 山查 薄荷 白

木麩炒 山 黄連炒 荊芥穗 陳皮 右各等分水一鍾灯心十根煎四分不拘時服

蘆薈散

蘆薈三分 胡黄連 孩兒茶 薄荷葉 青黛 硼砂三分 氷片少許 右研爲極細末吹敷患處

治痘後餘毒

凡餘毒發于頸項胸背及在十二日以前者重若發于四肢及在十四日之後者雖至重亦無大害並宜服托裏解毒散

牛蒡子炒研 防風 荊芥 白芷 人參 黄芪、 蔻仁 連翹 羌活 桔梗 薄

荷　甘草　右各等分水一鍾煎四分食遠服

一方治餘毒初發紅腫時瓬赤黑綠三莖将酸醋浸爛搗汁用鵝翎時時刷患處其腫即退

一痘瘡入眼宜服穀精草湯

穀精草錢　白芍藥錢　荊芥穗錢　玄參錢　連翹錢　牛蒡子錢　草决明錢　龍胆草錢　菊花錢　桔梗錢

水一鍾燈心十根煎の分食遠服　以上各方注定分數止奔三歲童爲則須量兒大小臨时加減用之不可執一

治孕婦痘瘡

凡治孕婦痘瘡宜以安胎為主安胎飲六日已前並宜服之

當歸 白术麸炒 條芩酒炒各等 陳皮 川芎 香附便炒 阿膠麸炒成珠 連翹 砂仁帶殼者各八分 牛蒡子下 桔梗半下 右水二鍾炒糯米一撮煎八分食遠服熱甚者加黄芩至五分

加減八物湯 六日已後並宜服之

阿膠珠子 當歸酒洗子 人參錢半 黄芪蜜炙 熟地酒洗 白术麸炒 條芩酒炒 茯苓 白芍酒炒 陳皮叅炙 甘草下 煎法如前

一方治胎動用帶殼砂仁炒去殼研為細

末每服一匙熱酒調下胎動即服但覓胎熱即安矣

一痘瘡色乾暗不紅者各照本方紫草紅花

一痘瘡見點五六日尚欠起發者用川山甲數片酒洗净火上炙黃色研為細末好酒調服一匙

又方用絲瓜不拘根數連皮子燒灰存性為末每服二匙用炒糯米煎湯時時調服

痘後雜症　補脾飲治痘後声音不清

牛蒡子　馬兜鈴　天花粉　麦门冬去心

阿膠珠　生黄芪　訶子肉　杏仁去皮尖

桔梗　甘草　荆芥　等分水煎

一痘瘡正出反收靨之時痰嗽不止并飲食刺喉者各照本方加貝母膽星麦冬杏仁　八九日之外宜加五味子

祛風散治痘靨後冒風

天麻　白僵蚕酒洗炒　洛陽花子　全蝎洗

麩炒防風　希薟草　薄荷　羌活　山查

等分水煎不拘時服

一父母不謹房事或月經及乳母腋氣并外人諸怍觸犯以致痘瘡黑陷者宜燒辟穢丹仍以芫荽酒噴牀帳或以茵茶紅棗

如貓燒烟薰之皆妙

辟穢丹

蒼术　甘松　北細辛　降真香　川芎

乳香　等分為細末入火焚之

一痘瘡濃汁不乾或瘡出太甚表虛難靨以致膿水沾衣及挹破者即用敗草散敷之

敗草散

用蓋屋或草蓋遠年腐草去土焙乾為細末摻上或鋪在牀席上極佳若頭上氣汗出多者亦以此散摻之勿令泄氣如無敗草散取黃牛糞曝乾火煆成灰取中心白

者為末數之亦弄
一方治痘後多日不大便糞燥作痛取猪
胆一枚用鵞翎管二寸揷入膽內繫定留
光者一頭納入穀道中将膽汁灌入腸內
須臾即通也
又方用真麻油令婢者含口內用小竹筒
吹入穀道中亦妙
一治小兒出痘吐蛔不止即取薏苡仁根
用井水洗淨搗汁以磁盃盛之置於床上
其蛔自安仍照逐日本方加苡仁煎服愈
一凡痘瘡糞熱數日唇口舌俱白而不見
点者極為悪症宜速用　升麻五　黄連子

川芎子連翹子羌活卜桔梗卜牛旁子子
水一鍾煎四分服之而頭面見點者尚
可施治若服藥後頭面仍不見點者止
于舌上及腰間有紫黑數点者十分危
急只在三日內發狂而死凡鄉隣有未
出痘者俱宜遠避以防傳染慎之

一凡痘瘡鄉隣有不出正者赤黑綠荳各
谷等分并草少許煎湯令未曾出痘者常
〻服之

又方用真蘇油一升令兒慢〻服盡

又方用黑鷄子一枚取活小地龍一条將
鳥子開一小竅入地龍在內用帋糊好飯

上蒸熟去龍取鷄子令兒食之若于春分冬至等節与食一枚俱能令兒不出痘瘡不致惡疾傳染也

治瘡神方

大楓子　明礬　川椒　硫黄

右將四種藥為細末与萆油調之塗于患處并將四絶草燒水净之再將乾藥塗上四五次即愈

小兒生瘡

將東丹礶于胡葱内飯上蒸之後去胡葱取东丹與蔴油調敷二三次即愈

治白節神方

將荳腐飯滯晒乾用黄糖開水冲服即愈

治横痃妙方

生鴨蛋亍　黄蠟錢　將生鴨蛋開一小竅黄蠟切末入于蛋中用桑皮紙封其竅置灶内煨熟服之即鄭重者服二三個即愈

爛腿裙風妙方効驗〻〻

虎骨二　東丹上　銅青〥　中粉二　白蠟〤　乳香上　右藥共為細末用乾荳腐與藥搗糊用油紙一張照患處大一面捌滿孔眼以藥敷上以一面無孔眼者蓋于藥上捌滿之眼面蓋于患處用帶縛之并侍

（榔樹即槤樹）新鮮榔樹子燒水朝夜洗之如無榔樹子冷茶亦可其藥二三日一換男者用乾荳腐女者用猪骨油

一方五月五日午時候將水姜二三塊放在瓶袋内要揹在身邊者倘逢寒冷腹痛切一二片搁水炮服之立効年久更妙

治癬藥神方

杜槿皮　白芨（比杜槿皮加一倍重）

將藥晒脆生爲细末用醋調如炒米粉一樣敷在患處將桑皮紙貼之俟乾去之藥敷四五次即去皮矣

治小兒口内生瘡方

氷片　鮮靛　甘草　人中黄　右藥共為細末用棉花先捲去口內之痰然後将棗吹入口中

治小兒驚風

用对鄧草根打爛将手巾絞出汁與兒食之口內有痰者愈無者難救也

治小兒身上火毒方前有

将東丹裝入胡葱内飯鍋上蒸熱取東丹塗之一二可愈

雀子斑妙方

白附子　白芷　茯苓　輕粉　陀生

時搽擦几次面白如玉

治初發背一切瘇毒方

狹兜菊根　活螺螄　羌郎　姜蚕

共打爛數于患處即愈

治婦人陰戶內生瘡瘙癢疼痛

蛇床子　少烏　茱萸　石灰

煎湯先燻後洗發癢止痛

治刀斧傷

用鼠子同陳石灰搗爛陰乾數患處甚妙

懸梁吊

懸梁自縊有何緣　欵〻扶來地上眠

皂角细辛吹鼻内　須臾蘇醒却還原

千鍾不醉

白萹荳二十粒 葛花 硇砂 益智仁 各等分用好酒水各一鍾熬成膏為丸如黄荳大未飲酒時先服一丸再服再飲

頸中核 俗云累子頸 重前有

已潰者將水仙花根打汁飲之其渣搭在患處神効 水仙花又俗名金盞銀臺

未潰者用南星荔枝草二味共搗汁以鵞毛拂之

耳聾

三芭四荳不去油 香附葱花在裡邊

總紙一處紙帛裹 禹山聞導水吉流

治哮病

千葉白槿樹花（四錢九分）菉荳粉（二錢）信石（五分）山梔右為末糯米飯為丸如蘿蔔子大每服九丸臨卧時冷水服

小兒夜啼

當歸（為末）硃砂（少許）將二味用手帕扎小兒臍上即止

治蛇咬

大青叶（即天麻芦叶）小青叶（即野紅花）九龍叶（生紅子如楊梅一般）將三味取汁和酒飲之將柤搽患處（酒此用須好為妙）

治婦人淋病六花丸

白葵花　白鳳仙花　白雞冠花　白榴

花　白萹荳花　白槿樹花　各等分為末用蜜丸如桐子大空心淡盐湯服下

下疳掺藥丹方

用墻上白螺螄壳燒灰為末掺之即愈過试

急心痛

宫粉一兩冷水一鍾送下立効

治腦漏方

用藿香生熟一半猪胆調服

又方

白芷　川芎　高本　明天麻　用黄牛腦子調服

又利鷩丸

治小兒驚癇食積又治小兒初生口內惡（血）嚥下并胎毒服一丸乃從大便泄出其妙如神

南星（大者二錢）珎珠（二錢）半夏（大者四錢）晒干為末用生姜自然汁　硍砂（四錢）川鬱金（三錢）輕粉（半分）射香（錢）巴豆（求去油淨）右八味各為末煉蜜為丸或飛面打和為丸如黍米大每服一丸空心灯草湯下三五個月者服三四丸如二三歲者服數丸

紅眼精方

砂仁　糯米　每一粒砂仁配七粒糯米共為末吹入鼻內時時吹之其紅即退

打胎方

寸香朱電丸下肉桂子班毛二

寄園寄所抄

凡中尼中暑中氣中毒中惡乾霍亂一切速暴之症生姜自然汁加童便調服立可解散（烁潭）

新州郡境有藥人呼為吉財解諸毒及蠱神困云比昔有人嘗至雷州途中遇毒面貌頗異自謂郎斃得吉財數寸飲之一吐而愈俗云昔有遇毒者其奴吉財得是藥因以收名〻之實草根也類芍藥凡人遇毒疽中潛取二三寸或剉或磨少加甘草

詰旦煎飲之得吐即愈俗傳將服是藥不欲顯言故云潛取或云昔有里媼病蠱其子爲小胥邑宰名以吉財飲之暮乃具藥及旦其母謂曰吾夢人告我若飲是且死亟去之即仆於地其子又告縣尹縣尹固令飲之果愈豈中蠱者亦有神若二竪哉投荒襍錄

蠱毒一本作妖術以魚肉害人在上則服升麻吐之在腹則服鬱金下之或合升麻鬱金服之不吐則下宋李巽巖侍郎燾爲雷州推官鞫獄得此方活人甚多見范石湖集升菴外集

病痔者用苦蕒菜或烊者或乾者煮湯以

熱燗為度和湯置器中閣一版其上坐以薫之候湯可下手換若蘆頻〻澡洗湯冷即止日洗數次予使宣府時嘗患此疾太監弓勝授以此方洗數日後果見効故記之蘆一作芦北方甚多南方亦有之菽園雜記

瘵時疾者服大黄良陳宜中嘗從夢中得此方夢神人語曰天災流行人多死於疫癘惟服大黄者生事見宋史說儲

凡風狗毒蛇咬傷者只以人糞塗傷處新糞尤佳諸藥不及此楮記室

洞庭賀澤民按察雲南時分巡騰衝等處討賊因染瘴癘疫發熱有監生殺犬煮

餵之令空心恣食飲汁數盃即去溺溲少候清利其脹漸退蓋犬肉能治痔也客座新聞

古人藏書辟蠹用芸〻香草也今人謂之七里香葉類豌豆作小叢生南人採置席下能去蚤虱澄懷錄

魏國公韓鵬舉老而御女不衰人傳其術以好棗數十枚令姬妾口含而寢過夜則煮食之涂譚

淮西士人楊勔自言中年得異疾每發声言應答腹中輒有小声效之數年間其声浸大有道士見而驚曰此應声蟲也久不治延及妻子宜讀本草遇蟲所不應者當

取服之。勔如言讀至雷丸，蟲乃無声，乃頓餌數粒，遂愈。遯齋閑覽

蔡季通有睡訣云：睡側而屈，覺正而伸，早晚以時，先睡心，後睡眼。晦庵以為古今未發之妙，殊不知本出於千今方云：半醉酒，獨自宿，軟枕頭，煖蓋足，能息心，自瞑目。蘇譚

藏書之家，書冊或為雨漏及途路水潦所漬者，皆可大甑中蒸而暴之，至一二番，乃以物填壓平處，逮乾，色雖微漬而畧無損壞。王氏談錄

以鐵浸水加礬，以白筆書之，拖墨硯上，則礬不受墨，成白字。又以此書紙上，不見字

浮水郎見旧传烏鲗腹水立為久則不見今试之先书時不似墨但變色耳中履曰以椑汁磨墨拖礬書之紙物理小識

兒吞鐵針以乳香荔枝朴硝為末以犬豕脂入鹽和之吞下自愈若碎鐵則用皂莢硇砂雷數曰鐵遇神砂如泥似粉神砂兹即硇砂也王少夫言外域汲璞云駝鴟涎便能吞鐵一方以硇鹽漬針而以負革脂鳳仙子吞之因笑罗什云乃出此何子元曰鐵錘烁金銀多年以搥皂角一夕破鐵中堅塊曰核入香油則核散禓鐵皆塊也筆蘸白水周画擊之隨画處斷此理亦奇

仝上

年疫穿一井飲之可得無恙此仙人蘇躭之言案漢禮儀志云夏至日濬井改水冬至日鑽燧改火可去瘟病則躭言非無徵說儲

治寒氣腹痛腎陰危篤者急飲熱酒外用葱熨法葱白碗粗一束麻繩纏住切齊形尾留中一寸厚放在臍中上蓋片布以熨斗貯火熨之令熱氣入腹葱壞再換以汗出痛止為度穌譚

病鼻赤者乃陽明經胃火上炎一方只食鹽一味研細每晨起撮少許擦齒噙水盪

漱旋吐掌中搠以洗面行之月餘而鼻息復舊且有益於齒 仝上

口瘡者向新舊遇夜卧將自己兩睾丸以手攊緊左右交手揉三五十遍每夜臨睡輒行之愈於服藥 仝上

凡産後不問有病者病即用童便好酒煮熱服之百病不作 仝上

小兒急慢驚風痰涎壅盛塞於咽喉其響如潮名曰潮涎但用金星礞石火煆過研細末入生薄荷汁内少加蜂蜜调和温水服之良久其藥自裹痰從大便出屢试得效如慢驚症少加青州白丸數粒更妙 仝上

萬安佑振山閒行夢神與之方曰以桐油石灰與黑荳豆末燒石則鑿之甚易因用之驗智按以硫燒之其石亦易碎物理小識

畫上粉被黑或硫烟熏以石灰湯蘸洗二三次則色復舊中通曰周江左言用枇杷核洗畫上黴鍾浸滚水冷定洗之則黴氣垢汗畫去亦可皂角又須急以清水淋去枇杷核皂角之餘氣仝上

集翁庚筆乘言夏至石灰收百草方甚驗愚者曰百草霜止血但嫌其黑耳惟以生半夏末與製過松香最妙敷上即合口以半夏勿得下[illegible]角仝上

近峰聞略曰稚子誤吞線錘胡僧教啖餳
糖半觔果從後出僧曰凡誤吞五金者皆
可出也 全
誤吞釣魚鈎者以其鈎絲穿藕口向外更
以光滑念珠穿其絲如彖彖然逼入喉中
其鈎脫肉為藕所蒙因念珠之路相援
之即出 莫氏秫
青梔子寘曬黃能消白蟻為水濕陷樹去
皮項鑿竅注桐油壓置一二日水盡去以
為梁柱蟻不生或用青礬煮柱本惟中柱
不可煮之郎井如黑馬教思曰血忌日五
更斫松柱无白蟻或斧敲云今日血忌蟻

自去中惡曰養竹鸡桂下白蟻畏其聲中通曰白蟻必啣水上柱乃能食木松易受水引泥作路杉木受水易乾故蟻不上也一種蜂鑽杉木須以烟熏之物理小識

凡入山牽白犬白雞與鹽則蘗竇开出百步外口呼靈嶽或呼林林夬夬則兵恙一作林兵又曰入山默念儀方郎不見狼虎默念儀桼郎不見虎摺後裙三摺攝腰間則蛇不近得虎光入土之白石佩之凡渡江河朱書禹字及手書土字除驚恐行山處迷揔蠻蟲一枝於手無恙蠻郎土蹢又

出道家言成式載婆珊婆演底則華嚴呪也人心有所依歸不動他處則邪氣退避此內定之法也有以乾元亨利貞入呪者推此此可知北齊權會乘騾夜行忽二人引之失路會怪之誦易經上篇未盡二人忽散陳餘陵病篤子榜燒香繞誦孝經三日陵疾豁然愈 全

凡人溺死者以鴨血灌之可活 升菴外集

怯甲僑居司徒蔡謨家遠出數宿謨晝眠夢甲云暴病心腹病腹滿不得吐而死所病乾霍亂可治而人莫知其藥故死耳但以蜘蛛生斷去脚吞之則愈耳謨覓探之果

死其後有乾霍亂者試用輒瘥客中閒集

栗惟兖州宣州者最勝一球數顆其中扁者謂之栗楔能治腎虛腰脚無力以袋盛之風處俟乾每旦吃十餘顆次吃猪腎粥助之久必强健蓋風乾者勝於日暴而火煨油炒勝於煮蒸仍須細嚼連液吞嚥則有益若頓食至飽反致傷脾蘇子由詩云老去自添腰脚病山翁服栗舊傳方客來為説晨興晚三咽徐收白玉漿此得食栗之訣也全上

王肅張衡馬均三人霧行一人無恙一人病一人死向其故無恙者飲酒病者飽死

者望勝

崇禎庚辰黄公石斋解公石帆葉公润山被杖士夫皆谋蚺蛇膽愚謂此大寒令人絶嗣不如三七無名異地龍蠟丸酒服一則杖不知痛如不郎滑則白蠟一兩䗪蟲一枚酒服尤妙壬午則熊公魚山姜公卿墅復以直言拜杖矣智急自如須用之中州集白前祐中高珙柄國士夫被笞辱醫家以酒下地龍散投以蠟丸則受杖失痛范中歌曰嚼蠟誰知味最長一杯卵酒地龍末年來紙價長安貴不重新詩重藥方偶書及此為之一嘆瘀痛青腫用萊菔熇罨

之即消或用菉荳粉調附仝上

蟯螂巴豆同塗癢不可當以雄磁石挾之即出象牙牡鼠肝腦眾屑烏雞尾灰白梅人爪人齒塗和黑蝨皆能出箭頭鐵鍼在肉者張子和儒門事親方端午取莨菪作丸黃丹衣之置臍而箭頭自出劉薦叔曰近日行伍中惟以乾莧菜與沙糖塗之能出箭頭與鉛砲子山常驗者則古方所未載也仝上

房室之戒多矣而天變為尤月令先雷三日奮木鐸以令兆民曰雷將發声有不戒其容止者生子不備必有凶災謂其瀆天

戚也今人生子而形残體缺者得與抱斯禁耶迅雷風烈必變其可忽乎霏雪録

病不服藥為中治蓋謂服藥誤其死速不藥死猶緩萬一得明者治之或可為耳崑山周知縣景星家一婦病腹中塊痛有産科専门者診之為氣積投以流氣破積之劑又命人以湯餅軸熨之不効聞有巫峰神頗靈往问之云此胎気也勿用藥信之後果生一男南京户部主事韓文亮妻病腹中作痛按之若有物在臍左右者遍淛中一名医至京请診視之云是癥瘕服三稜蓬术之劑旬餘竟愈長亦以其不効乃

止後數日生二男此皆有命而然可不慎哉

寄閒集

蚯蚓糞能治蜂螫余少時摘黄柑為遊蜂所毒急以井泉調蚯蚓糞塗之其痛立止聞之昔人納涼簷際見石蜂為蜘蛛所罥蛛云取蜂受螫而墮少頃爬沙墻角以後足抵蚯蚓糞掩其傷須臾健行卒咬其蜂於網信乎物亦有知也况存中筆談亦記一事與此相類但謂以芋梗耳姑試之　全

夏秋月雜菰蒲皆是惡虫蛇氣結成前後坏人甚多斷不可吃爾農民何不勤力種菜四时無缺何用將性命試此毒物特此

劝谕莫招後悔螢雪叢説

凡鴨卵過清明則中不滿殼宜於春初醃之趙仁齋醃牛皮鴨子方先以菉荳湯內投松枝竹葉幾片待溫將蛋浸洗畢每百用鹽十兩栗柴灰或青柴灰五升灰石一升如常調醃之入罈三日取出盤調上下復裝入罈三日又如之封藏月餘即成皮蛋祁门方用蕎麥灰及稻草灰石灰客中閒集

兒生墮地不啼擊水瓢迫猶命呌郎啼兒語遲取鵙所蹋枝鞭兒即語中通曰俗稱不啼兒為悶家生旁人呼其父名父應兒即啼物理小識

取滴花燒酒微投食盐書於白紙上乾即無痕令火上熏之其痕立見松泉玩録

胎死腹中

用榆木白皮煮汁二升服之即下

小兒口瘡

用桑樹皮白汁塗之立效

催生方

蓮花一瓣寫人字吞之即下

天泡瘡

蓮蓬殼燒存性井泥調塗或白百合搗塗亦妙

小便血淋

葵花根二錢車前子一錢日服之可愈

救砒礵死者

它星三錢冲水服之即愈

小兒火丹

蕎麦麪醋調敷之

赤白痢疾

頃麻一錢炒研為末蜜湯送下

奚魚骨哽

将苧根搗汁灌之立效

発狂欲走

用甜瓜蒂為末水調服愈只用一錢

治諸瘡方

杉木煮湯洗之無不瘥

小便不通

陳年草帽煎水服之立效

瘧疾方

紅絲金草長小葉紅杆春間有可收土曬乾煎水服之立止

牙痛神方

故紙一兩 大黄二兩 細辛半兩 青鹽一兩 白芷半兩 骨碎補一兩 為末炒黑擦之

腫毒未破者神方

炉底即灰 桐油 梹片 共為末調騰黄擦之

腫毒神方瘡疽癰瘍無不宜之

騰黄一塊醋磨塗之立效

韮菜汁 刀口藥 石灰 共調晒乾為末擦之立止

黄丹病神方

関公須（要葉有毛扁貼泥 生紅根用根）猪肉（不用鹹）共煮爛吃 立効

保嬰稀痘仙方

生地錢五分 升麻錢五分 防風錢五分 羌活錢半 黄酒浸錢半 麻黄錢三分 歸身錢三分 川連錢三分 甘草錢三分 川芎一分二厘 柴胡一分二厘 黄芩錢 細辛錢 白朮錢 藁本錢 葛根錢 紅花錢 丹皮錢 吳茱萸錢 連翹錢 右藥稱準合為一劑每逢四絕日用水二鍾煎至

八分濾清將紗裹于盞上露一宿若天雨簷下亦可明晨或立春立夏立秋立冬日溫服但服後須謹寒煖節飲食避風一二日初次服後或能腹瀉胎毒從大便去矣亦有不瀉者胎毒亦輕也服過四次不必再服即三次亦必稀少屢試屢驗此係仙家靳傳當以廣傳大益于嬰孩者

治濕瘡丹方

松香兩　草麻子兩　血竭兩　將三位搗作膏藥帖紅腫處三日可消

神效奇方終

掃花仙館抄方一卷

不著撰者
清同治吴述安抄本

掃花仙館抄方一卷

本書爲中醫方書類著作。不著撰者。本書不分門類，主要輯録五官、小兒、婦科等生活中常見病證的各種驗方二百二十餘首，以丸散膏丹居多，外用内服兼收，後附簡易神效良方。抄輯之方實用精簡，便於製備取用。從其書序中可知，此書原爲葉尹（字蓮舫）家藏抄本，後經浙江杭州吴述安整理抄録，傳存於世；此書抄輯居家便用之方，曾被反復抄録，葉氏曾以書中膏藥痧藥方製劑，施送數十年，可見其效甚驗。

[illegible]氏家藏秘本

向庚手錄

掃花仙館抄方

後坿簡易良方

掃花仙館抄方序

此方原冊係蓮舫叢君家藏抄本丹膏藥丸藥亦已施送數十年矣咸豐三年揚城失守迨至收復已閱十月之久□乃入翁署中墻壁前廢物歸烏有乃於字紙堆中忽得此方書竟能完好不爛取回暨內抄二冊膏藥單言恐再有不測迨至十年四月果又棄於吳門佚[illegible]丙[illegible]乃單復抄一冊未致湮沒今於瀨水寓次向余道及並言方之效驗如神故特依而錄之以備不時之需有力者亦可擇其煉要之方修合數種廣濟于世庶不負兵燹之餘百不一存而于此方猶在也

同治紀浙江杭城吳述安識於吳門寓次

掃花僊館抄方

疔方

指甲 愈多愈妙　全當歸 二錢　官桂 二兩末

血餘 再晒乾　榆樹枝 十寸　麻油 斤

油沸時將藥次第入鍋煎至去渣用槐枝攪油出烟俟油滴水成珠入官粉收膏不見鐵器用砂鍋

壁虎膏 治瘰及一切無名腫毒忌食生冷野味　不治疔

大生地 末　射干 末　没藥 末　血餘 末

海浮石 末　連翹 末　大黃 末　川樸 末

川貝母一兩　當歸半兩　羌活二錢
佛裸金荸薺　白及二兩　乳香二錢　麻油貳斤
水飛東丹一斤　花粉五兩　白蘞二錢　壁虎五十條
以文武火熬成，加原麝香二錢
消散紅末藥　攤在膏藥上用
銀硃二錢　蜈蚣七條　明雄二錢　沒藥二錢
川山甲七個　五倍子五兩　蜂房二錢　犀黃五分
壁虎七條　冰片四分　細辛五錢　金蠍七個
麝香二分
右藥共研細末，貯磁瓶內

碧玉膏 治一切無名瘡毒

元參五錢 壁虎廿條 丁香二錢 全蝎一錢 當歸一錢 象皮一錢

血餘五錢 蜈蚣八條 桃仁五錢 虎骨一錢 石菖蒲八錢 獨活一錢

生地五錢 川山甲五錢 附子一錢 赤芍五錢 紫荊皮五錢 透骨草一錢

寸香二錢 細辛一錢 蟬退一錢 以上九味入油

肉桂一錢 蟾酥一錢 乳香八錢 沒藥八錢 以上四味取末兌

麻油二斤八兩 將藥浸三日入鍋熬藥枯去渣入松香二斤陸續入油鍋俟鍋內煙泡沫盡將末藥投入並攃青二兩捻細入麻油二兩連油入膏和化看色用之

內吹外吹方 治氣阻氣不通稍覺氣滿脹即治之若過五日不能通矣必至出刑受痛慎之之

此方神效異常不輕借人射利

又

生半夏一粒　白胡椒七粒　犀黃三釐　麝香三厘

共研末，用葱頭七根搗爛和藥，裹新棉花內，塞鼻孔中。左乳癰則塞右鼻孔，右乳癰則塞左鼻孔，週時方去鼻塞，則自然通行矣。

治喉瘋方

犀黃三分　人中白二錢　青黛五分　青果核四個　珍珠四分　兒茶四分

月白二分　小川連一分　薄荷八分　冰片二分

共為細末吹之。

以上五方係唐姓家傳碧玉青內吹外吹兩方，更珍秘。緣唐姓負葉姓百金無以為報，特抄送，且與葉姓醫乳兩次，屢效如神。述安記

生肌八寶丹

赤石脂炒　麒麟竭　花蕊石炒　生南星

真象皮　琥珀屑用燈草研　孩兒茶　象牙屑炒微黄色　以上八味各二錢

加乳香沒藥各三錢共重二兩成細末和勻收貯用時或摻入當歸膏内或乾填

傷口將當歸膏封口外夾扎

當歸膏

全當歸兩　棉生地四兩　黄占白占各二兩

麻油一斤將歸地入油熬枯去渣瀝清入黄白占用榆樹枝攪收離火仍攪至

冷結佳耳

寶花散　治疬毒要方

廣黄丹净末兩　净鉛花净末兩　北細辛净末兩　上降香净末兩　水缸内泡陳者

荊芥 淨末二兩

右藥晒乾研極細末和勻不可見火以磁瓶收貯不令出氣大人每服五分小兒三分 溫水調服忌孚擇

朱衣白礬丸

明礬六兩研末漂淨 飛滑石一兩 琥珀屑一兩 白茯苓一兩

用清水漂礬左轉廿右轉廿再左右各轉廿將黑水瀝去晒乾共為細末以飯湯糊丸如桐子大滚珠砂為衣每日飯後服一二次每次十粒或六七粒久服神效永無痰塞之病

戒鴉片煙方

晒乾老生薑一兩 生甘草一兩 蘇合油二兩末 廣黃八錢

同研細末加油拌乾以乾麵打漿糊為丸如菉豆大每日一分煙量吃藥十粒每日減一粒減至一粒則多服數日然後斷去永無他患斷後不可再吸煙吸則更生大病也

寒痰丸

治三陰瘧及一切寒積瘀痢腹瀉等症忌孚擇

大黄（酒蒸）一两　三棱（醋炒）二钱　槟榔（焙）二钱　木香（生研）二钱　莪术（醋炒）二钱　枳实（麸炒）二钱

黑丑（研取头末）一两　郁金（焙）二钱　麝香五分　丁香（生研）五分　藿梗（焙干）二钱　巴豆霜（去油）二钱

甘松（焙干）二钱　桔梗五钱　没药（去油）二钱　南星六钱　小茴香（盐水炒）五钱　乳香（制）一钱

沉香（生研）二钱　法半夏二钱　白芍（酒炒）五钱　山柰（焙）二钱　牙皂（烧）五钱

右药廿三味，重六两，用寒食面十两，醋搅糊为丸，如桐子大，以飞朱砂为衣，每服三五、

滚开水送下　寒食面制法：将面糊好，用蒸二熟，切片晒乾，以纸包好，悬透风

处，择寒食日作，故名

冬光所送，不可轻示于人

大疮方

防风七分　白芷五分　僵蚕五分　白鲜皮七分　槐米（酒炒）一两

薏仁一两

银花一两　木瓜五钱　木通六分　红首乌一两　肥皂子七个

右药十一味共水半汤并至一大碗再将真犀黄二分研细冲入药内服三剂即愈此系原方加倍再加穿山甲一两水法为丸绿豆大每日清晨服三钱若犀黄以好广黄四分代之　服后必泻多备些桶所泻之粪毒极他人不可坐

又搽方

雄黄末五钱　轻粉五钱　杏仁去皮廿粒　右药研末用雄猪胆汁调搽

痧药方　右楼痧药方系两男有轻重载于丸药之下

明雄黄八分三钱六分　麻黄八分三钱六分　锦纹大黄酒炒六钱　甘草梢八钱三钱　茅苍术米泔浸焙干七钱三钱六分　公丁香六分三钱

原麝香八分三分　明天麻九钱三钱六分　蟾酥火酒化九分三钱

糯米为丸水泛朱砂为衣计三钱六分九钱引用阴阳水大人服六七粒小儿三四粒噎症引用灯心汤急慢惊风亦用灯心汤孕妇忌服

平安散　回关要方

麝香三分　牛黄二分　朱砂三钱　蟾酥三钱　冰片三分　明雄三钱

硼砂三分

右藥七味研細末以磁瓶收貯勿令出氣

眼癬方

爐甘石四兩 炭上捎炙研末以小磨麻油調抹即愈

癧痺膏

專治一切瘡毒能收能散十分靈驗

生半夏 槐枝 大黄 生南星 柳枝 當歸
生川烏 桑枝 赤芍 白蘞 陳皮 草烏
白芨 桑皮 白芷 連翹 以上各一兩 皂莢五莢
麝香 雄黄 各三錢臨入

右藥切片用真麻油五斤浸三日以炭火熬枯去楂每藥油一斤用炒過黄丹每視油將成入黄丹麝香雄黄攪勻成膏以磁瓶收貯勿令出氣用青布攤膏凡紅腫未破加麝香雄黄末少許一日一換五帖收功忌食生冷秘氣海味並一切發物愈後忌三年以免後患

奪命丹　治痘伏不起倒黑有微氣並喉即活

地龍蟲（以火焙乾用井水洗淨去泥焙小食鹽）分　古文錢（醋煅七次）二　製大黃錢　自然銅（醋煅九次研）錢　大朱砂（研細）二　骨碎補（去毛切片煨研）二

當歸尾（炒研）錢　桃仁霜（去皮去油）錢　大紅花（晒研）錢　没藥（水洗去油研）二　黃麻根（燒灰研）二　當門子（同燈心研末）分

真雄精（研細）二　孩兒茶（研）二　麒麟竭（研）一錢　滴乳香（水飛去油研）二

共為細末，稱準若干，每服九分半，磁瓶收貯，遇重症用沉釀沖童便送下，視症輕重用藥自斟

每五分下止

參犀琥珀丹　此丹除去參珀犀黃，每料加入巴霜三分，即名育嬰金丹

參三七（切片研）四錢　甘松（晒研）二　嫩蘇木（炒研）六錢　骨碎補（去毛切片研）六分　滴乳香（去油）二　生錦黃（晒研）六錢

犀牛黃分　自然銅（醋煅七次）分　麒麟竭（研）分　地鱉蟲（炙去頭足焙）八分　明月白（研）四分　當歸尾（炒研）四分

西琥珀（同燈心研）四分　大三七（晒研）二　没藥（去油）二　原麝香分　番白芷（晒研）二

右藥共重研為細末和勻以磁瓶收貯量症輕重半錢起至五分以第二服至第七服止須要用酒送下七服則斷骨自接瘀血自下再治吐血勞傷之症如婦人經閉不通每服內加入麝香一分鏈酒送下即通甚者服三服即愈

氣絡散

專治四肢傷以及身上諸傷

川烏末（薑汁炒一）　滴乳香（去油）　自然銅（醋煅七次）　生大黃（酒）

沒藥（去油）　鮮毛灰（燒灰存性）　當歸尾（酒）　大紅花（酒）　手指甲（砂炒一）

麒麟竭　草烏末（薑汁炒一）

以上諸藥各一錢研末和勻每服末五分（半錢）照病症輕重以酒送下如傷骨者視症輕重

土鱉末三三分

黃龍散

歸尾（酒研）一兩五錢　川羌活（一研）一兩　延胡索（一研）一兩　人中白（煅研）一兩　生大黃（酒研）三兩

各為細末和勻以炼蜜為丸治挟傷腰脇胸背骨肋等症每服二三錢煎湯送下以水法丸亦可

和血定痛丹

大當歸一兩　川桂枝酒

延胡索一兩

各淨末四兩水法為丸治遍身作痛骨節痠痛因着冷氣血凝滯所致四肢拘攣等症每服二三錢煎湯送下飲至微汗蒙被暖臥數服即愈

回生飲　白糖待人只宜付藥救人

當歸二錢　丹皮二錢　木瓜二錢　秦艽二錢　白芍酒炒二錢　桂枝二錢

知母二錢　木通二錢　枳殼二錢　杜仲鹽水炒二錢　紅花二錢　玄參二錢

川貝去心二錢　川芎二錢　陳皮二錢　廣皮二錢　甘草一錢　胡桃肉一兩

生地三錢　川斷二錢　花粉一錢　蘇木二錢　桃仁去皮尖研九粒　淮牛膝二錢

右藥廿四味紹酒一碗水一碗共煎服治脫力勞傷不論遍身疼痛以及一切宿傷吐血等症輕者二三劑重者六七劑無不愈也

以上之方係拳手家秘方幸未湮於兵燹之內今得錄而存之

牙痛神效方

端午日午時以雄黃酒浸菖蒲根一周時取出稍晒納於鹽內用時切片貼牙根上一夜即愈

牙血不止神方

以醬茄子皮貼牙上立止以菖蒲浸之亦效

喉痛腫方

大蛛三四个將雞蛋搗洞瀝去黃白裝活蛛于內再以糟炭入九分滿以紙封口煅火

灰內煨透去殼將整塊研細吹入滴去涎水即愈口水不可咽下

喉蛾方

以指甲在陰陽瓦上炙燥研碎吹入喉嚨處立破吐出紫血即得

瘋癩刮方

花椒水同米泔水煎熱洗刮〻洗至紅色用黃柏末靛青末調勻搽之用青布包好

不令見風數次即愈

孩兒皮膚紅破方

生甘草分　滑石分　明礬、分

以黃牛糞二斤焙乾燒灰用赤豆粉四分和藥共研細末撲之倘皮膚燥裂則用當歸膏

敷之再撲

回生丹

山楂炭（炒焦存性） 毛竹節（以竹節全根燒灰存性）等分

右藥二味共為末，每服二錢，重至三錢，紅糖黃酒送下。專治諸般損傷，以及服傷藥後胸膈迷悶等症。

十二紅方

專治跌打損傷，筋斷骨折，發熱昏暈，不省人事等症。

地鱉蟲（去頭足焙） 滴乳香（去油） 明沒藥（去油） 自然銅（醋煅九次） 明月石 生大黃（晒）

當歸尾（一兩） 川烏末（姜汁炒） 草烏末（姜汁炒） 麒麟竭 穿山甲（炒一兩） 骨碎補（去毛生晒）

右藥十二味各淨末五錢，和勻，每服五分，陳酒調送下，至重者七分。若不省人事，用童便對酒釀灌下，過嘴即活，真神方也。

止痛金丸

專治諸症，先服之以止痛。

熟鴉片（四分） 羌活（晒研）二錢 原麝香二分 生半夏（晒研）二錢

四味研勻，麵糊為丸，或飯打為丸，如赤豆大，金箔為衣，硃砂為內衣。每服三丸或五丸，好酒研化下，效驗如神。

接骨神方

大崇寧通寶錢 火煅醋淬一日後剥去錢衣為度將錢衣入罐燒紅出醋氣冷定

研末收貯聽用

遇症用末一分五六厘 甚者二分止 切勿多服 以甜瓜子仁每歲兩粒研爛同錢末再研勻以無灰

酒送下一服即接寶之秘之六時入止痛丸全研代服下入參柏散內酒調下六時

十三太保藥方

赤芍一錢、續斷（鹽水炒）一錢 獨活一錢 紅花一錢 當歸一錢 羌活一錢

補骨脂（鹽水炒）一錢 青皮一錢 茄皮一錢 桂枝八分 鈎藤一錢

上部加川芎一錢 下部加牛膝（鹽水炒）一錢 腰脊加杜仲（鹽水炒）一錢 四肢加桑枝（酒炒）一錢

尋痛散 此藥治身上跌傷

金錢子（去刺）一錢 乳香（去油）一錢 金精石（火煅過）一錢 沒藥（去油）一錢 白當歸（酒洗）五錢 紅花（焙）一錢

麒麟竭三錢 麻黃(焙)八分 各爲淨末和勻收貯每用二三分陳酒送下症重者一二錢爲止

消毒定痛散

專治損傷腫硬疼痛敷之即愈

無名異(炒研) 生大黃(晒研) 木耳灰(研燒存性) 各五錢

三味和勻用寒水加少許調稠塗患處一周時即消腫減痛如藥干以寒水潤之 如內有瘀血欲從下去敷之若有腐處則用軟八寶蓋膏 此丹敷四圍尤妙

碧雲丹

黃花臭牡丹(一名五行草) 四月收取將嫩枝淨葉洗淨晒干研末鉛瓶收貯臨用此丹 凡有人傷藥內三四分即傷處發熱甚驗如白花丹仙草迎難覓 此丹專治跌撲出血以此用手法蘸此花末敷藥撒入傷口不論大小即止真仙丹也

二品金丹

此丹止血如神

地榆(炒黑研末)二兩半 白芨(水磨漂澄晒)兩半

以白芨糊調地榆末研勻晒干研細臨用照症以藥用手法

塡入傷口和血膠住即止外以碎挦紙封之用桐油潤紙上俟其自落則疤痕俱無真仙方也四圍用截血丹敷之使瘀血不來潮作

截血丹 尚敷金瘡四圍以截住血路使瘀血不來潮作

姜黃 切片晒研末 二兩 **香白芷** 晒研末 二兩 二味和勻用茶調塗四圍驗甚

黃龍散

老鴉篠根 大者佳不拘多少洗淨泥晒半乾切飲片再晒干燥磨末收貯尚治金瘡出血等症以此用手法敷之以止其血神驗無比

玉真散 一名消風散 尚治破傷風牙直反痛者

生南星 晒研 **青防風** 晒研

各等分為末水調敷傷處出水為妙仍以童便酒調服下如已死心尚溫者執童便沖酒調灌之如鬪毆內傷及跌重傷者酒和童便連灌三服即醒

專治海底穴跌蹋墜傷莖中出血如淋

小癸降祛風飲

水酒各半煎空心飲下 有人年少可治老者不治

冬葵子（炒研）三錢　歸尾二錢　升麻二錢　木通一錢半　漂滑石三錢

紫降香二錢　瞿麥二錢　紅花二錢　牛膝一錢

寶傳潛蒸方

天麻一錢半　當歸一錢半　牛膝（酒蒸）三錢　桂枝一錢半

防風一錢半　狗脊肉（酒蒸）三錢　桑枝（酒炒）四錢　靈仙七分　加蔥白頭二個

水煎空心服入酒一杯　此方即沈啟白先生前驗神方也　專治兩足步履不靈筋攣拘急骨節疼痛以及不能伸縮者必須耐心服之十劑至二三十劑必愈　即貼前疙鶴膝風亦愈真奇方也性緩功深久必有效切勿輕忽

保元培力丸

地榆（去尾） 生地 當歸 蘇葉梗 虎刺（全） 麻黄（去節）
桃仁（去皮尖） 乳香 沒藥 地龍（去泥） 威靈仙（去梗） 金銀花
木鱉子（去殼） 無名異（要真） 赤芍 自然銅

右藥十六味各等，鯽魚各重三四兩，去腸不去鱗，斬斷，同藥用香油一杯炒，以生酒浸三次，加水煎熟，仍用生酒對沖，取汁服，將渣再煎汁服，加土茯苓少許同煎，此方須弗研禁，用煉蜜為丸如彈子大，每服一丸，温酒送下，氣力培生，不怕風霜，真仙方也。

跌打損傷煎方

當歸二 中姜二 杜仲二二 細生草二二 劉寄奴一錢 銀花二
沒藥（去油）一錢 鬱金一錢 紅花二 乳香（去油）一錢 澤蘭一錢 甘草六分
加胡桃七个，水煎，三白酒沖服，即以胡桃肉過藥，暖卧出汗為妙。

鉄箍散

生半夏二錢 皂角二錢 風硝二錢 獨活八錢 炒東丹二錢 五倍子二錢

白芨二錢 陳小粉二錢 皂莢子二錢 生南星二錢 明礬二錢 羌活八錢

煅龍骨八錢 白芷二錢 共為末醋調圍患處

又方

生芙蓉葉 陳小粉炒黑 五倍子

各等分共為細末醋調圍

經年不散重者亦化經

跌打損傷方

甜瓜子一錢 當歸酒洗一錢 地鱉蟲焙五 乳香去油五 巴豆霜一錢

血竭二 生半夏一錢 雄黃一錢 沒藥去油五 砂仁一錢

共為細末每服八 童便陳酒送下

又方

帰尾乙　大黄（酒洗晒干）一錢　自然銅（醋煅七次）乙　骨碎補（去毛蒸）一錢　血竭二錢　紅花乙

芙麻灰二錢　沒藥二錢　麝香五分　神砂二錢　雄黄二錢　地鱉虫（炕）五分

乳香二錢　兒茶二錢

共为細末，凡打傷累有微微氣者，加好燒酒調服一分，即活。若打傷血攻心，或從高墜下，並木石壓傷，只用八厘，好酒送下。

傷科第一神方

鬧楊果不拘多少，去净子，紫蘇燒酒浸一夜，再用童便浸一夜，微炒为末，每兩配入沒藥二錢　乳香二錢　血竭二錢，共为末，每服二三分，黄酒送下，避風暖卧出汗。

金倉鐵扇散藥方

象皮（切片焙黃爲度）五錢　寸柏香（即松香中之黑色者）一兩　松香一兩（與寸柏香同鎔化，攪勻，入冷水，取出，晾干）

龍骨（用上白者，生研）五錢　飛礬（真者，隔熟透，便是）一兩　老材香一兩（山陝等省有壽器，俱用松香灌塗於棺內，表十年有遺迹，其棺內之松香，掘印爲老材香。其處則以數百年陳石灰代之）

右藥共爲細末，貯磁瓶內。遇有刀石破傷，其用藥敷傷處，扎之，立愈。忌臥熱處。如傷處發腫，並黄連水用鵝毛蘸水塗之，即消。

又方

柳花一兩　龍骨五錢　陳石灰一兩　象皮五錢

金毛狗三錢　没藥三錢　乳香三錢　韭菜一兩

亂頭髮不拘多少，同石灰、韭菜打爛，曬干，同藥共研末，收貯磁瓶內，若跌打損傷

保元培力又方

全當歸　川續斷　川芎　牛膝　枸杞　杜仲　遠志

川萆薢　巴戟肉　淫羊藿　山茱萸　生地　故脂　鎖陽　各兩

桂枝　小茴六　地錦草　青塩　旱蓮草　金櫻子　各六錢

桃仁五　食塩五　鹿角膠二五　首烏五　五茄皮二五　老鸛嘴二五

右藥共煎湯煮料豆七升以干淨喫

重手方

骨碎補五　樂得打五　透骨草五　當歸五

地骨皮半斤　自然銅五　杜仲五　沒藥五

以上各藥用好醋五斤陳醋二斤水蒸　与藥全下鍋熬熬滾去渣拌炭泥如干加醋　与堅水

專治勞傷吐血方

砂仁去殼三粒　草果去衣七個　蒼朮土炒二三　青塩二三　以老母雞一只用竹刀殺入砂鍋內煨不

可用鐵器加陳醬三三　全藥煨酥喫

藥酒方

全當歸(酒洗)一兩　鑽地風二兩　川牛膝(酒洗)二兩　黃芪(蜜炙)一兩　大熟地一兩　鮮紅花(五錢)

巴戟肉(酒洗去心)二兩　川續斷(酒洗)二兩　白朮(土炒)二兩　千年健(去皮)二兩　川芎一兩　甘草節五錢

熟附子一兩　川羌活(去蘆)五錢　防風(去蘆)五錢　桂枝(嫩)一兩

將推花燒酒五六十斤以藥入酒封口隔湯煮三炷香取置地下七日退去火氣不拘早晚隨

量飲之　治筋骨腰膝痛腳手難舉即年深月久飲至三五月必愈男婦不忌

又方

千年健一兩　鑽地風一兩　大棗肉一兩　桂元肉一兩　嫩桂枝一兩　虎脛骨一兩

枸杞子一兩　洋參一兩　川芎一兩　真西黨一兩　米仁一兩　歸身一兩

大熟地一兩　川牛膝一兩　此方泡干燒酒十五斤重湯煮一炷香每日隨量飲

九龍丸 專治楊梅結毒

兒茶一錢 斑毛錢半 生羊二錢 沒藥一錢 蘆[illegible]清一錢 共為細末白蜜為丸

土貝二錢 [illegible]粉二錢 硃砂一錢 巴豆去油四粒 甘草五分 如赤豆大每服七丸

萬應寶珍膏 專治跌打損傷青筋瘀痛風寒濕痛之症

肉桂去皮研末六錢 草烏切晒四錢 半夏生研二錢 乳香去油四錢 沒藥四錢 丁香切晒一兩

蓽撥切晒四錢 川烏切晒四錢 錦黃六錢 白芷晒二錢 牙皂切晒四錢 以上十味先為淨末查稱二兩和勻包起

麻油一斤 飛丹炒十兩 阿魏切四錢 男髮二兩 原麝五分 先將油入髮煎化再入阿

魏煎化查錦濾清拭淨鍋子再煎淨下丹以桑梗不住攪至滴水成珠離火稍緩倘

前十味藥篩入不住攪極勻成膏入麝香末再攪至凝結置地下出火氣然後攤膏貼時須用老

薑先擦皮上以免膏咬好皮

七釐散 治跌打損傷孕婦忌服

硃砂六錢　兒茶一兩二錢　沒藥七錢五分　麝香六分　共為細末磁瓶收貯黃蠟封口五月五

紅花七錢五分　血竭二兩　冰片六錢　乳香七錢五分　日製更好不可多服用陳酒送下

萬應神膏

合時須念觀音咒　又癡治法附後

生地一兩　羌活一兩　大黃一兩二錢（六作一兩）　白芷八錢　大戟八錢　皂角八錢

香附七錢　蜈蚣十條　厚朴七錢　芫花七錢　蛇蛻十條　杏仁七錢

山稜一兩　桃仁七錢　檳榔七錢　黃柏八錢　巴豆八錢　細辛七錢

肉桂八錢　黃連五錢　川烏一兩　枳實八錢　防風七錢　倍子七錢

麻黃八錢　甘遂一兩（六作一錢）　莪朮一兩　獨活七錢　全蝎七錢　蓖麻子一兩（六作一兩）

草烏一兩（六作七錢）　元參七錢　木鱉一兩　當歸一兩五錢　花粉七錢　穿山甲七錢

用真麻油六斤浸藥七日春五日夏三日秋七日冬十日不准婦女雞犬前虔修入藥入鍋煎枯去渣再熬至滴水成
珠離火加密陀僧細末再後加飛黄丹六斤丹炒用柳枝攪收膏

偏正頭風左患貼左右患貼右正患貼印堂並搐條塞鼻孔中口含甘草湯服之

眼科七十二症將眼上角針刺血出貼上星障翳膜搐毛倒睫迎風流淚等症左患塞左鼻孔
右患塞右鼻孔常服甘草水

喉嚨卅六症單雙蛾並喉閉喉風等症貼喉外口含甘草水若要速效將膏口含化下不服甘草水

牙痛貼上即止不可服甘草水

哮喘咳嗽諸症俱貼前心後心飲甘草水如痰盛氣塞不通作條塞鼻孔中或作丸吞服不可飲甘草水

膈痛胃口痛丹田痛即於痛處貼之服甘草湯丹田在臍下一寸七分

中風癱瘓左患貼左右患貼右服甘草湯如若不省人事痰作鋸響作丸清湯送下其痰立下若牙關
緊閉用鉗筯撬開將水灌下或再作條塞鼻孔中真足以起死回生

癆瘵病貼夹脊穴尾閭穴肚臍口飲甘草湯七日癆蟲盡出

痰嗽吐嗽貼前後心仍服清痰降火補藥此膏雖攻病不能補虚不可吞服

臌脹水臌血臌俱貼丹田不可飲甘草湯

疝腸氣腸公腸痛腸俱貼胃口肚臍，常服甘艸湯；若喉塞口咽不下，即貼喉外，口含甘艸，尤要速效。

作丸服之，不必飲甘艸湯。

大小便閉，俱貼肚臍，飲甘艸湯自通。如數日不通，是在旦夕，作丸送下，小腹用葱汁甘艸汁調敷，立下，勿飲甘艸湯。

傷寒時疫，貼肚臍，飲甘草湯，使汗出即愈。如五六日不愈，作丸吞下即愈。

瘧疾一日至三日，俱貼肚臍，飲甘草湯。若發過三四次，共作丸早晨服下，飲熱酒數杯，即日便止，不可飲甘草湯。

婦人赤白帶下，貼肚皮及丹田，服甘草湯。丹田在臍下一寸七分

各種痢疾，俱貼胃口肚臍。四五日不愈，作丸，紅痢用桂元殼核七个，打碎，煎湯送下；白痢用荔枝殼核七个，打碎，煎湯送下；紅白痢兩用桂元、荔枝各七个，煎湯送下，不服甘草湯。

婦人難產，送生胞衣不下，作丸，熱酒送下，立刻便生。產門小腹，煎甘草水頻洗，不可服下。

小兒驚風，目上翻，氣喘喉滿，氣不通，作条塞鼻孔，貼一膏於臍上。如急搐，則作丸服之，勿飲甘草湯。

小兒諸疳症，貼肚臍上口府，貼牙床，不用甘草。

婦人經閉不通，貼臍下丹田。如病久，作丸服之，小腹用甘草水頻洗，並調敷，加葱汁塗，不可服甘草水。

血塊痞積貼臍上並貼痞上飲甘草水人健壯作丸日服便泄下矣

外科疔瘡内服外貼勿飲甘草水胃疽各癰節毒俱貼患處日飲甘艸湯腸癰作丸服並貼臍

俞穴勿飲甘艸湯

膝瘡脚氣攤上反貼上蓋以布以帶縛定一日一换攤十日即愈

腸風下血夢遺白濁俱貼肚臍飲甘草湯即愈

痔漏内外挨來揉入外則貼之

跌打損傷貼患處飲甘草湯

吐血鼻血貼二足心常服甘草湯

頭痛引暈貼兩太陽常服甘草湯

治喉方 鹿門韓先生送

真牛黄一分 上珍珠一分 上雲連六分 原麝香一分 上硃砂二分 青黛六分

上冰片一分 上月石四分 明雄二分 共為細末吹之

瘋症藥酒方

鹿角膠一兩　上党參三錢　蒼朮三錢　生地五錢　甘草五錢　秦艽五錢
白鳳身三錢　五茄皮三錢　肉桂五錢　玉竹五錢　升麻五錢　桂枝五錢
淮牛膝五錢　紅花五錢　白芍五錢　川烏五錢　杜仲五錢　製軍五錢
草烏五錢　當歸一兩　川芎五錢　茯苓五錢　穿山甲五錢

右藥廿三味用燒酒廿斤浸

肥兒丸　治小兒飲食不化

白扁豆一兩五錢　五穀蟲一兩五錢　雲茯苓一兩五錢　懷山藥一兩　生甘草七分
焦山查一兩五錢　炒白芍一兩五錢　麥芽一兩五錢　六神麯一兩五錢　黃連（薑汁炒）七分
全當歸一兩五錢　焦白朮一兩　廣陳皮一兩　使君子肉一兩

右藥十四味蜜丸菉豆大每服三錢

紫雪丹 治小兒驚悶心包及一切悶豆等症

金箔五十張 寒水石一兩 石膏一兩 滑石一兩 磁石二兩 硝石二兩

升麻二錢 甘草四兩 羚羊兩生 木香一兩 丁香六錢 辰砂八錢

元參二兩 犀角六錢 麝香二錢 朴硝一兩

右藥煉蜜為丸如桐子大外用硃砂為衣磁瓶封固每服二錢 或服半下

歸圓酒方 祛風活血補心益志

全當歸一兩 枸杞子一斤 用燒酒三斤 酒釀十斤 浸廿一日取飲

桂元肉二斤 甘菊花一兩

神妙補肺雪梨膏 治久嗽

雪花梨六只取汁二十杯　生地汁十杯　茅根汁十杯　藕汁十杯

蘿蔔汁五杯　麦冬汁五杯　白蜜煉熟四斤　飴糖一斤

共熬成糊每服一二匙

治楊梅瘡方

雄黄五分　輕粉一錢　光杏仁卅粒　共為末用雄猪胆汁調搽

鼻懸方

老刀豆焙乾為末酒服二三　三服可愈

安胎方下附加减法

人參五分　白朮土炒一錢　陈皮五分　甘草三分　川芎八分　黄芩一錢

砂仁七分　香附八分　歸身一錢　白芍一錢　紫蘇一錢

腹痛倍加白芍　腰痛倍加人參　再加炒杜仲　内热口渴去砂仁加麦冬　見紅加炒(?)地榆　生地各二　不拘

月分可常服

治癖癩頭方

陳年桐油一兩入銅杓内熬滾去楂　再入銅綠　生礬　燕窩泥調勻搽

五臌神方

蘿蔔子巴豆十五粒合炒一兩　牙皂煨去弦錢(?)　大黃酒焙錢(?)　枳殼火酒焙炒片一兩　沉香壹(?)　琥珀錢(?)

共為末每服了隨病輕重加減　鷄鳴時熱酒送下　姜皮湯亦可　後服金匱腎氣丸調理收功

治赤白久痢腹中不痛者　親孫良方

粟殼　荔枝　建蓮去心　各七枚　水二碗煎八分空心服即愈

桂元

玉屏風散　治陽虛自汗不止

炙黄芪七钱　防风三钱　共为末每服三钱　熬膏亦可　一方加白术

秘傳膈噎膏

人参　牛乳　蔗浆　芦根汁　桂元汁　姜汁　各药等分惟姜汁少许

熬成膏服之　安心平氣勿求速效

長春方

黄鱼鳔（蛤粉炒成珠）一斤　棉花子（取仁去油净）一斤　白蓮鬚四两　金樱子（去毛）一斤　川石斛四两　九味共为末

沙蒺藜四两　枸杞子四两　兔丝子四两　五味子二两　用鹿角膠一斤　熬化和前末为丸每服三钱

避瘟香方　研细末

松香两　白芷两　芸香钱　大黄两　丁香钱　沉香钱

降香五錢　柏香一兩　零陵香二錢半　蒼朮五錢　速香一兩　硝二錢

治眼癬方

以蒼甘石炭火炙研細末，用麻油調搽立效

止血破紫方

南星一兩　生半夏一兩　防風三錢　参三七五錢　將藥煎水，用棉花收裹，再將参三七研細末，待藥水收乾，八分投入一同扠干貼用

連翹三錢　生山梔三錢　荊芥三錢

蛇咬方

陳年竹煙梗一段燒存性，外加丁香、木香研成末，或粉沖湯服，毒氣即下

犬咬方

杏仁　甘草　馬鞭草　三味搗碎敷即愈

小兒月內出痘神方

金銀花二　紅花二　桃仁二　生地二　荊芥穗二　赤芍二

生甘草五分　當歸二　以兩杯煎成一小杯，用本小孩臍帶二三寸，焙干，悉用煤火研末調入藥內，令小孩分兩次服，是比令日服藥，明日出痘，第二日收功，不須服藥，不結甲，節後十八朝內用之，過十八朝則不驗矣

生產平安法

用硃砂一錢四分，寫于黃紙上，產前三四個月，貼在房內，每日燒香一炷，俟產後取下焚之，無不平安也

語忘敬遺

神麯方

加　藿香一兩　半夏一兩　薑汁一兩　梔子一兩　生薑一兩　香椿葉一兩

甘草一兩　豨薟草一兩　厚朴一兩　閣朮山斤　薄荷一兩　防風一兩半

茯苓一兩　砂仁一兩　香附一兩　蒼朮二兩　枳殼一兩半　烏藥一兩

赤茯苓一兩　玄胡五錢　豬苓一兩　山查一兩　陳皮一兩　桔梗一兩

檳榔五錢　赤小豆（朱雀）一兩　青皮一兩　查仁（去殼）一兩　香薷一兩　澤瀉五錢

桃仁五錢　乾葛一兩　紫蘇一兩　蒼朮一兩　柴胡一兩　枳實一兩

木通五錢　再配小麥十斤　旱蓮艸一斤　田[illegible]兒（[illegible]鼠）一斤　蒼耳艸一斤　赤桂艸一斤（即紅地耳）　青蒿葉一斤

共艸藥五斤，先一日採來洗淨去枝用葉，以六月六日合製。先三日浸小麥，須多水，少刻出芽，合法將藥研末，和艸藥搗爛，以所浸之麥滾起淋乾水滴乾，搗爛和藥拌勻不粘手，然後取起做成餅，用荷葉包固，宋陽向晒半日，使收氣稍除，置之桶內，用曬熱麥草四圍蓋好，三日生黃衣，取出晒一日，以汗孔為度，再置桶中，仍蓋好，三日取出，剝去荷葉，以烘餅爐上烘干，置於磁器內封固，三閱月方用，愈陳愈妙。

固本暖臍膏

麥冬二三　蛇床子（酒浸）二三　紫梢花二三　兔絲子（酒煮）二三　遠志肉二三　虎腿骨（醋炙）二三

肉蓯蓉二三　木鱉肉二三　穀精草（酒洗）二三　懷牛膝（酒浸）二三　上桂肉二三　蘇油二斤，將

杏仁（去皮尖）二三　甘草二三　大生地（酒洗）二三　鹿茸（酒洗）二三　藥熬枯去渣，再熬至滴水

天冬二三　大熟地二三　川斷二三　大附子（童便製）二三　成珠，再入後末藥

水飛黄丹一两　兒丁香二钱　松香一两　沒药二钱　龍骨二钱　乳香二钱

赤石脂二钱　蟾酥二钱　硫黄二钱　麝香一钱　蛤蚧一对　木香一钱

陽起石二钱　雄黄二钱　沉香二钱　以上各药研末先入黄丹次入末药攪勻　此膏每張約二钱重

通体可贴老年少弱之人膏内可加麦玉○加了忌孕婦！

十二红方

三月后可以每月服二帖

全當歸（日炒）三钱　炙甘草一钱　以蒼术二钱　荆芥穗八分　以貝母（去心）一钱　羌活六分

白芍（酒炒）一钱　製川朴六分　枳殼（麩炒）六分　兔絲子二钱　蘄艾八分　炙黄芪八分

仙傳三妙膏

專治一切癰毒疔瘡楊梅瘰串跌打損傷瘋濕積滯各症俱消散

攻能服

紫荆皮　獨活　白芷　赤芍　石菖蒲　以上五味各一兩

以大黄　當歸　荆芥　烏药　全蝎　鱉甲　草麻　甘草　桃仁

以黄柏　羌活　貝母　以山甲　連翹　牛膝　血餘　黄芩　紅花

千金子　以連　蒼术　肉桂　防風　麻黄　細辛　半夏　牙皂

黄芪　天花粉　金銀花　牛蒡子　柴胡　苦參　僵蚕　白附子　蝟皮

草烏　大戟　天麻　巴豆　防己　良姜　海風藤　白芷　白斂

以上四十五味各五錢用麻油三十觔將藥切片加蜈蚣三條蛇退一条入油浸七日夜臨熬入槐柳桑槐枝各二十一段每段寸許連藥熬枯用絹濾渣再熬至滴水成珠入飛丹八十兩再入乳香末六錢沒藥末六錢血竭末五錢雄黃末五錢攪匀離火再入後十味

木香　沉香　檀香　降香　楓香　藿香　丁香　麝香　各五錢

珍珠一錢　冰片一錢　此十味入油攪匀再入樟腦五錢收膏

黃連膏　治小兒胎毒紅腫破皮並赤遊風等症

川連五錢　甘草二錢　生白龍骨三錢　大黃二錢　沒藥二錢　生乳香二錢

黃柏末六錢　輕粉一錢　此二味收膏

麻油四兩先將六味藥熬枯去渣再入黃占一兩融化後入末藥離火攪匀

小兒玉寶丹　專治一切驚癇症驚風痰喘結胸及痘症均效如神揚州包宅傳方

九轉陳膽星一兩　薄荷葉二錢　懷山藥一兩　硃砂二錢半

川貝母一兩　天竺黃五錢　明雄二錢

右藥蜜煉為丸如桐子大金箔為衣每服一丸薄荷湯送下

玉液金丹 方及附治法

人参一两　制川朴一两五钱　淡黄芩一两二钱　炙西藏一两二钱　西珀八钱　丹参一两二钱

血珀八钱　砂仁一两五钱　生地一两二钱　川贝（去心）一两二钱　蕲艾六钱　阿胶（蛤粉炒）一两六钱

云茯苓六两二钱　归身（酒炒）一两二钱　建莲（去心）六两二钱　查肉八钱　淮山药二两　藿叶一两二钱

杜仲（姜汁炒）一两六钱　四制香附一两六钱　木香八钱　麦冬（去心）一两二钱　菟丝子一两二钱　生甘草一两二钱

川芎一两二钱　[illegible]一两二钱　川断（酒炒）六钱　枳壳一两二钱　肉苁蓉（漂淡）一两二钱

大腹皮八钱　羌活八钱　制[illegible]八钱　广橘红（盐水炒）一两六钱　白芍（酒炒）一两六钱

沉香一两六钱　益母草六两二钱

以上俱拣选药料晒燥磨细末，净择大悲忏三日合之，用家乐丹

法化阿胶和匀，于石臼中杵六千下，为丸，每丸晒干，朱砂为衣，白蜡为壳

初孕数月之间腹胀呕吐，用苡仁煎汤下二丸

头晕用防风汤下二丸

头眩用炒银花三钱煎汤下

胎动不安，艾绒一钱、子芩一钱，煎汤下

子瘡用桑白皮五分 煎湯下

子煩用淡竹葉七片 煎湯下

子懸胎動不安此物之懸于中宮而難住神昏身狂用赤茯苓八分 葱白七個 煎湯下

子腫用五茄皮三分 赤苓皮三分 煎湯下

子淋用車前子三分 煎湯下

子冒急于子懸血熱心火大盛胎氣上沖胞胃于心上面紅耳赤氣絕欲死用麥冬二分 羚羊角五分 煎湯下

漏血用粳米 煎湯下

小便不通用冬葵子八分 煎湯下

潮熱用知母三分 煎湯下

咳嗽用杏仁二分 桑白皮五分 煎湯下

感冒瘧疾用二樣梗五分 荊芥五分 煎湯下

半產用益母草三分 煎湯下

臨產交骨不開用龜板三分 煎湯下

橫生難產數日不下及胎死腹中用川芎二分 當歸三分 煎湯下

跌撲損胎用白术五分 當歸三分 煎湯下

胞衣不下用牛膝三分 桂心二分 煎湯下

惡露不行用五灵脂末 桃仁末 生蒲黄末煎湯下

產後喘或藕汁半鍾或姜汁三匙 須審寒熱用之

衣胞用人參末煎湯下

胎前產後痢用米仁三錢煎湯下

產後腫脹用萊菔子二錢 香附五分煎湯下

癆勞用黄芪三錢煎湯下

倒經吐血藕汁下

崩漏用淡白鯗三錢煎湯下

經期或前或後難于受孕每逢天癸到時服三丸開水送下

胎前產後患症不一不及遍載若于途中無處購藥俱用開水送下

千錘膏 治疔為最並治一切無名種毒

乳香五錢　樟腦一兩　琥珀五錢　冰片五錢　嫩松香二斤 以大葱三斤煎湯去葱將松香末煎滚俟起撈入冷水内拔至色白為度約存十二兩

沒藥五錢　銀硃五錢　麝香五分　蓖麻肉二兩　丁螺螄數十枚 取泥墙脚下老螺螄

製法先將樟腦捶如泥次入乳香沒藥蓖麻子肉再捶如泥次將松香及各藥研細篩淨和下

螺螄一併搗搥如泥置碗瓶內攤青切勿見火滴湯燉化　如一時不及合藥急拾起疔

並無名腫毒只用丁螺螄十餘枚搗爛加冰片敷患處立效

喉內紅腫疼痛方

取扁柏葉燒灰加冰片少許吹入喉內滴出涎水吹氣即愈

太乙雷火針方　薰患處

蘄艾絨二兩　硫黃二　公丁香工　冰片半　乳香工　沒藥工

細辛工　杜仲工　枳殼工　皂角工　松香工　川芎工

雄黃工　穿山甲工　白芷工　獨活工　桂枝工　當歸工

共研細末用雙皮紙捲緊外用蛋清抹便不走氣裝在鉛筒內

楊寶保七釐散　治一切損傷各症

白附子一兩　白芷五錢　防風五錢　天麻五錢　南星五錢　羌活五錢　獨活五錢

共研末以篩細有傷口則干摻患處外貼傷膏皮未破則用燒酒調敷內傷則用暖酒冲服七厘

忌見風忌食生冷悶氣發物

治痢膏方

蘿蔔汁二杯　生姜汁半杯　右藥四味和勻服若無蘿蔔則多用蘿蔔子冷水浸搗

陳茶葉（煎濃）一杯　生蜜一杯　汁六兩

立止瀉痢散

茅朮（黄土炒）一兩　炙甘草一兩　厚朴（姜汁炒）一兩　藿香一兩　廣陳皮一兩　縮砂仁一兩

右藥六味共為末每服二錢三錢開水冲服

專治黄水瘡方

花椒子三　水銀十文　寒水石三　蒼朮二　床子二　朝老一二以甘草

木鱉子廿个　大風子廿个

共研細末用鳳凰油調敷敷時須去瘡甲無不立驗

專治心筋骨疼痛神方 試驗过

風子窝二分 肉桂五分 追風草二錢 灯草二錢 甘草二錢 香附子四錢

陈稻草灰二碗 丹皮五分 將药切片鍋内烘乾研末收贮用时以黄表紙攤八层将水泡透贴在患處 取药末用上好烧酒调半温放在黄表纸上用火烧药二三次即愈

治小儿急慢驚風

夏天有蜂房内肉虫须擇晴風者取肉虫納於鮮葱管內用火油渣焙乾取掛風處不令霉壞时未晒晒用时将入油渣焙研末開水冲服每服一枚一日兩服兩天即愈 服药後小儿手脚乱動此是药祛風之力不可按住任小儿手動可也

治破傷風亦用此虫等用陰陽瓦焙乾冲酒服一盃被卧汗即愈 不可多服不过數枚而已

專治便血偏方 老年人長服更妙

白茯苓一兩 北五味八分 大麦冬一兩 大熟地兩二 上肉桂六分 箭芪蜜製兩

大生地兩二　真阿膠兩　川撫芎兩　廣陳皮兩　紋黨參兩　桑皮兩

白茯神一兩　羌活錢　於朮兩　歸身兩二　防風兩　紅棗二斤

甘枸杞兩　冰糖二斤　泡高粱燒二十斤煮一炷香後埋土七日隨量飲之

神效撥雲散

川連三錢　荆芥錢半　防風錢　生梔子錢半　細辛錢半　羌活二錢半

連翹七分　川芎七分　大黄二錢半　紅花錢　蒼朮錢半　黄柏錢

甘草錢　胆草錢半　歸尾錢　木賊錢　生地錢半　薄荷錢半

白菊錢　赤芍錢半　黄芩錢

右藥約二十味煎濃汁傾銅盆內將爐甘石二兩以體輕者為佳入傾銀罐內火燒通紅淬入銅盆藥汁內再燒再淬如此數遍以藥汁乾為度　如爐甘石碎不能燒即將爐甘石與藥汁煮干用清水攪勻以細絹濾出粉澄清去水將底下爐甘石粉用帕蓋不可入塵沙等物曬干能

又方

川連 川貝 北五味 建麯 甘菊 天麻 白蒺藜 茯苓 青葙子

槐仁 蒙花 防風 桑白皮 拔盤 牛蒡 枸杞子 麦冬 羌活

楮實 白芍 赤芍 知母 胆草 木賊 蕤仁 車前子 草决明

荆芥 石菖蒲 當歸 赤石脂 白芷 艾葉 蟬退 大黃 葶藶

以上各五分

黃芩 藁本 石羔 黃柏 川芎 薄荷 元參 熟地 遠志

百部 山梔仁 前胡 柴胡 黃芪 白附子 桔梗 杏仁 獨活

細辛 朴硝 大風肉 生地 谷精 天冬 以上各八分

檳榔錢 石决明錢 蔓荊子錢 兔絲子錢 甘草錢 夜明砂錢 淘淨成砂共同冰片麝香等收入

共熬成膏收瓷瓶內臨用不可入塵埃等物每次用芦甘石丹砂錢 熊胆二分 用竹葉火上炙過 麝香三分 冰片一分 共為細末用熬成之膏調為丸如芥子大每用一丸取無根井水泡開點入眼角內其效如神

受蠍毒方

被蠍子刺者以茄梂蒂溫搗碎塗患處立時止痛消毒

雞金散 治臌脹如神

雞內金一具 沉香二錢 砂仁二錢 陳香櫞（去核）五錢 共為末每服二錢 薑湯送下

霍亂利濟丸

陳香薷四兩 霍香根四兩 甘草一兩 川朴二兩 木瓜 蘇葉 赤苓 各二兩
檀香 廣木香 各二兩 共為細末蜜煉為丸如苦珠大硃砂為衣

此丸專治霍亂吐瀉下痢溫水服用 柿蒂二個煎湯服更佳 感冒風寒以薑湯下大人三丸 十歲左右二丸 小兒一丸 夜時心腹鬧脹亦可治 此方奏效如神 有力者度製施捨以濟世之一端也

車蓮飲 治嗝血虛症

旱蓮草　車前草　搗汁各半茶杯和勻空心溫服　如冬月鮮者各用三錢煎服

小兒口中百病一切熱毒方

牛黃　片腦　硼砂各一錢　雄黃　辰砂　青黛各一錢　朴硝不拘　黃連　黃柏各一錢

共為細末吹少許立效

寸金丹　方後附治法

烏藥　前胡　厚朴　木香　蒼朮　白芷　枳殼各二錢　防風　川芎　藿香

紫蘇　香附　陳皮　炙草各二錢　羌活　砂仁　半夏　薄荷　赤芍　草果各二兩

白蔻仁二兩

共為末另用神麯廿兩多搗生姜汁打糊為丸用水飛硃砂二兩為衣每丸重二錢

陰干大人一丸小兒半丸以愈為度

男婦老幼中風中寒中暑口眼歪邪牙關緊閉姜湯下

傷寒時疫頭痛脊強惡寒發熱葱姜湯下

霍亂絞腸痧吐瀉腹痛姜湯下

初瘧久瘧桃枝湯下
瀉痢膿血肚痛飽脹木香湯下
傷食生冷飽悶噯氣不服水土姜湯下
途間中暑眼黑頭痛涼水調灌即解
小兒傷寒傷食發熱不解清米湯下

火眼方

瓦松搗爛用紙攤放眼胞上如干則又換貼自愈

成仙方 即長壽方

青桑葉一斤　首烏干二斤　黑芝麻半斤　白果半斤　研末蜜丸如菉豆大每晨開水送下

疥瘡方

石硫黃五錢　潮腦五錢　枯礬二錢　大風子去殼　卅
黃柏末五錢　花椒二錢　紅粉二錢
共研細末用生公豬油捶勻塗抹如干疥用布裹藥擦之

永不驚風方

大黄一下　甘草一下　共为细末開水送下以代四黄湯

硃砂一下　黑糖平

異傳不出天花膏敦仙方

天麻子卅粒去殼去皮揀肥大者佳　硃砂五揀極明透者佳　麝香五厘揀真淨者佳

以上药三味先将硃砂麝香同研極细末後入天麻子共研成膏於午月五日正午时擦小兒頭頂

心　前心　背心　兩手心兩腳心　兩臂彎　兩腳腿彎　兩脇肋　共十二處俱要擦到不可短少一處擦如錢

大一塊勿使药有餘剩擦完切不可洗動聽其自落本年端午日擦过一次出痘自必稀少次年

端午如法再擦一次出痘不过数粒第三年端午如法再擦一次永不出痘如未过週歲小兒於首

七日或九月九日照方合药如法擦之更妙男女俱法皆同此方授自異人傳方之家小兒不出天花

十餘代矣因有神效今特廣傳以公諸世云

治癲癇疾

薏珠即薏米仁 用东方壁上土炒黄色，然後水煎爛，入砂盆内研成膏，每用一钱，灰酒调下，一二即

重墜大如杯即消

腎虚腰痛

杜仲酒浸透，炙干，搗羅為末，无灰酒调下，二三服即愈

食冷肉心脾發痛

陳茱萸五六十粒，水一大杯，煎取汁，去滓，入官局平胃散三錢，再煎熱服，此方愈疾

甚多，宋高宗嘗以賜近臣

白冬瓜治五淋疾，有患血淋二年不愈，日食三大甌，七日而愈

走馬牙疳方 專治鼻血

白莊即花根，切片搗碎，患左鼻則搭右腳底，右鼻則搭左腳底

簡易神效良方

預防喉症

凡人三四月間有患喉疾者皆因受寒積一冬鬱結不開至春發覺

用蘿蔔菜一味於初冬時攤在屋上任受風雨日晒毋庸收檢至立春前一日收下掛於背之處陰乾三月內取用鹽拌放于碗內飯鍋上蒸熟作為飯菜亦可

喉患遇了此症將菜煮湯或研末調服均如神效

咽喉骨卡

以南硼砂一塊含化嚥汁脫然而失　又食甲魚骨卡便用甲魚眼珠以舊衣裹拚命吞下即愈　凡某魚骨卡即以某魚眼珠如法吞之　又方用橄欖研爛開水沖連渣服或以橄欖核磨水飲或用獨蒜頭塞鼻中或真象牙

磨濃汁飲俱效

一切骨鯁咽喉腫痛水食不能下

用人指甲燒存性研末吹入喉中立效 或用鮮苧麻根搗汁飲 或以威靈仙沙糖酒煎服俱效

咽喉腫痛

用蘿蔔葉鮮則搗汁干則煎湯服即愈 又方殭蠶炒研末一錢加白礬二錢 共研極細末吹入即效

喉中結塊不通水食危急欲死

用百草霜即鍋底烟煤俗呼鑊秀 以燒草柴者為佳 蜂蜜為丸如芡實大以新汲井水化丸灌下甚者不過二三丸即愈 此藥名百灵丸

喉蛾

看頸上有紅疙瘩即用針挑破再看如生紅頭髮即拔去其毒自解或用灯草燒灰吹喉亦效

烟袋戳喉

生蒲黄五　八達杏仁七粒　烏梅三个　搗爛白蜜为丸分作七丸噙化自愈

舌腫喉閉氣絕欲死

用皂莢不拘多少瓦上燒紅放地上候冷研細末將病者口齒撬開以莢末擦之即愈

舌菌　此生舌上出血不止即不救

五味子五（炙研）　烏梅五（去核炙研）　商陸三分　共研細末擦菌上以青药蓋之方能久留不然則隨津嚥下矣（日日换之愈後乃已屢效）

舌長數寸

番木鱉（刮淨毛切片）四个　川連四分　用水兩碗煎至一碗將舌浸之刺即愈

舌出血

槐花研細末敷上即止　又用赤小豆一升搗爛水煮每服一盞更好

齒出血

以葦湯漱　或麦冬湯漱俱止

治口鼻出血

陳墨　藕節汁　茅根汁　百草霜　槐花末均可

喉痺乳蛾

白丁香（即雄麻雀頭尖者）廿粒研末以砂糖和作三丸每一丸用棉裹含噬立愈甚者不過二丸（極有奇效）

風火喉癬

如虛發並無夜熱咳嗽吐紅等項惟只喉痛紅赤以蝦皮圈結用秋蝴蝶花（此花黃色即射干也若藕合色）則是鳶尾不可用切請

其法洗去泥舂搗以絹絞汁灌入口中咽即吐出如稍嚥下亦不妨咽〻三次可除根不發

鎖喉風閉

凡遇此症先於脖頸處搽油〻用一手叉指〻如括痧樣至痛稍緩乘勢進藥甚者或括於十指少商穴及肆腕委中等穴隨後用人指甲抓研吹喉立愈　又法以廣東嵩年青搗取汁灌之即可　又法以壁蟢窠和白礬燒研末吹之　又法瓷鋒刺去舌根下紫血亦痊　又法用生桐油以白礬燒研末吹之亦愈　又法用生桐油以鵝毛翎蘸之攪喉探吐　又法蜒蚰梅子含之引起毒涎均好緩〻

治鎖喉症以吐出痰涎為主

咽喉生瘡

此瘡屢〻發〻不瘥日久亦潰出臭氣痰飲不即用臭橘葉煎湯連服十日即愈

單雙乳蛾

巴豆去殼一粒綿裹隨患處左右塞鼻中吐去惡涎紫血即可寬愈　愈後雖鼻中少生瘡不巴豆之故用甘草水洗〻　如左右俱患者用二粒左右鼻孔俱塞

吹喉散

此方係是定水寺秘傳凡遇一切喉症吹入即愈

青黛八分水飛　蘇州薄荷八分　飛淨雄黃三分　大冰片一分　月石三分　兒茶五分　珍珠二分
西黃一分五厘　各色真其上廣黃六分共研極細末和勻用磁瓶封固勿令泄氣神效之極

洗目仙方

此方乃太原府從人真清年七十餘雙目不見十九年忽然遇一仙人傳授奇方用清皮五分淨水兩杯同煎每逢初九本日期洗目三次無論風火赤腫此方洗好共數千餘人內有江西廣佛寺從人雙目不明十餘年將方只洗半年其目全明惟臨洗之日須齋戒誠心慎之又每月洗目更妙

正月初三　二月初八　三月十三　四月初九　五月初五　六月初四　七月初二　八月初十
九月十二　十月十二　十一月初四　十二月十三　每至期洗目三次擇卯午酉時

眼花見異

眼見諸般飛禽走獸以手捉之乃肝膽邪火為患方以　棗仁　羌活　元明粉　青葙子各五分共為末每服二錢水一碗煎至七分和渣飲之一日三服愈

麦芒入目

煮大麦湯洗之即出

一切物迷眼

以手爪抓下頭髮中垢膩点入目中其物即出

飛絲迷眼

細嚼人指甲末和以津唾点入目中其絲即出

眼珠捉痛

夏枯草一兩　香附塩一兩　甘草一四錢　共研細末調服

塵芒入目

以生藕搗取汁将綿裹蘸滴入目中即愈

眼堂成漏

此名雞盲眼用藥鋪中金訌模忪三錢燒燥研末用飯和丸分作三服每日用開水送下即愈

眼內起星

或因胡椒，或用韭菜、廣皮、楠葉、菊花葉、木鱉子之類，均可以之搗爛，用絲綿裹塞鼻中，使其氣觸之，過夜則星自以化。如星起久者，多塞幾次亦愈。又方：白蒺藜三錢，煎湯，每日洗三次，即愈。

疳盲眼瞎

小兒最多，大人亦有

川連（炒）下　胡連（炒）三分　河魏三分　蘆薈三分　六神麯（炒）五分　脾胃弱者加白朮（炒）三分　用雄雞肝一个

蒸熟搗丸，每服三分，滾湯送下，三日可愈

洗眼方

杏葉十片，合根水一碗，煎至八分，澄清洗之。又方：每年九月廿三日採桑葉，煎湯洗眼，至老不昏花

洗目日期　正月初八　二月初十　三月初五　四月初一　五月初五　六月初七　七月初七

八月初九　九月初十　十月初十　十一月初九　十二月廿二　閏月照前

天絲入目

用真麻油一酒杯，將舌共浸於油內，其絲自然銷化

明目方

以黄丹 羊肝一具 勿犯鐵器不可落水以潔淨布拭去血水用馬蘭汁搗爛取汁二碗 安瓦罐内連蒸 以黄丹

同煮以竹筯擦擦不使肝焦煮熟時空心食肝以好陳酒送之 病服為度服後須靜養數月忌食

辛辣葱韭大蒜等物無不應驗

耳膿常流

大人小兒耳内生瘡去毒毒成流水久不干或傷水濕坐底停耳成膿臭穢穢水時流出者用麥小

粉以醋並滚打如漿晚上搽於耳耳前後兩夾耳不搽用紙蓋之不過三五次膿干全愈

耳内虫痛

如虫在内走或血水流出或干痛用蛇退燒灰存性研末吹入立愈或滴黄牛尿或滴鹽滷均效

諸般耳聾

用北細辛為末以黄蠟溶化為丸以絲棉裹塞耳内二三次即愈

耳後出血

凡人耳後髮際搔癢以小竅數出血此名髮泉用炒甲片末擦之立愈 如腦縫出血亦用之

吹耳散 治耳内一切痛痒及爛均可立效

廣皮以綫重重外面加炒黑不可過性 生龍骨一 冰片二分 麝香二分 共研細末香油調搽

爛者搽藥吹入耳内如干痛与癢瘀者用油調搽

壁虱入耳

雞冠血滴入耳内即出

臭虫入耳

鱉甲燒烟熏耳其虫立死 其害过後可服菊花湯二三日以解火氣

一切虫入耳

猫尿滴入耳中其虫即出 收取猫尿法 銹蒜子搗爛搽鼻自出 又方用麻油或韮汁滴耳虫亦出

鼻中毛出

晝夜可長一二寸 漸漸粗圓如繩 痛不可忍 即忍痛搞去一莖 隨即更生 此因多食猪血所致 方用

乳香丹 灯草拌炒 硇砂丹 共研末以飯為丸如桐子大 臨睡時開水送下十粒 數日自然脫落

耳目口鼻出血

凡耳目口鼻一齊出血名曰上虛下竭死在須臾不及用藥先將冷水當面噀其口如係婦人急以開頭髮以水噀之男子無髮可以即用粗紙數層冷醋浸透搭在顖門其血即止隨煎炙黃芪一兩 當歸三錢 沉香一錢 加童便半小盞和服血自歸經再用補劑調理

毛孔節次出血

此症如不即治少間皮脹如鼓口鼻耳目俱脹合名曰脈溢方用生姜汁一盞 熱水五碗 入之 當歸二錢 水煎服立效

頭眩暈倒

隨以鮮白果三四個研碎開水沖服再俟空心照服數次即愈

遍身忽肉出如錐

既癢且痛不能飲食此名血擁若不早治潰而膿出 以葱須青皮煎湯淋洗 再用豆豉三兩 煎湯頻飲立效

紅絲纏腰

此病係急症而起名曰白蛇纏腰若不早治被其纏圓則不救矣方急用蛇皮一條 燒灰存性再將兩頭撓枝上浮泥刮下研細末以童便調敷數次即愈

手足心忽乃腫硬

忽然而起此乃心脾腎三經冷熱不和所致以花椒鹽醋敷之即愈

磁屑入腹

用羊腳骨全炙灰研細置土上冷透開水沖服即下

磁鋒嵌足

用三角白果去殼去衣不拘多少浸菜油內取出搗餅敷之再易而愈　又多年爛腳亦可敷痊

卒然肚黑

凡大人小兒肚皮忽然青黑人事昏迷此乃血氣失衰風寒乘之成此危症急用大青烘燥研細末每服二錢以好酒調下黑退即愈

誤吞金銀

將陳大麥去芒刺炒研作粉用黃糖少許拌合一日三次每服一盞三四日即解下只可吃粥飯不可吃湯水

誤吞針

煮蚕豆同韭菜食自下

誤吞銅錢

多食荸薺並胡桃自化

誤吞銅錢

砂仁煎濃汁服即從大便出

誤吞竹木屑

用鐵斧於石上磨水隨服催之即下

誤吞螞蟥

多以蜂蜜調水飲螞蟥即化水無害或地漿水亦解

誤吞螻蟻

腫破出清水久不合此蟻漏也　用穿山甲炙研敷之即愈

搽手散

生石羔一两 生明礬三钱 共研末每晨擦牙齿一次永保不落并可去牙齿痛之患不生癰毒

牙痛散 无論实火虚火虫痛俱治

生石羔一两 细辛三钱 兒茶五分 川連一钱 冰片二分 共研细末擦痛处不可使药出氣 虚痛加人参末二分 虫痛加樟腦五分

牙痛灸法

以獨蒜头如无以蒜瓣代 輕粉一钱 同搗敷寸關脈後其法以兩手虎口交叉在指尽處是穴用蚬壳盖好扎住 男左女右 少顷微

覺其辣即便揭去立時痛止終身不發

突發齒長

凡人无病忽然齒長将长名為髓溢以术煎湯漱口即痊

遠年頭風

此時常發者以手指按摸頭上有一处摇着發痛者以筆記之法用閉斑毛一个 去頭足翅研为末安於筆

記处用小蚬壳盖好再用包扎扎紧起有小泡刺去黄水其病即止可不復發惟血虚者忌用

小兒失音不語

用大蝦蟆胆汁抹少許於小兒舌尖上少刻即語

蛇咬傷

用香白芷二兩為末去心麥冬再煎濃汁調服頃刻流出黃水待腫消皮合仍用藥敷之藥用萵苣葉和雄黃末搗爛敷之如無葉時以萵苣子浸胖用亦可

又毒蛇咬傷急於傷處上下扎縛毒不走散隨即浸入糞缸內一面食蒜飲酒令飽使毒不攻心

又方以貝母為末調服飲酒至醉後傷處水流盡以艾圓灸咬處

又方咬後隨即用針挑破將去惡血以麻洗淨用大蜈蚣一條瓦上燒燥為末用沙糖調搭再用老木[illegible]二之煎湯服之

疳積生虫

雷丸工 榧柳工 黑丑豆一 使君子肉去殼 切片燒燥共研末每服二錢 用雞蛋一個 打破納藥于內外以紙封固飯鍋蒸熟令兒食之藥完即愈

小兒食積肚痛

黑丑頭工 木香一 榧柳二 研末用沙糖汁開水調服

小兒驚風方

甘草二錢 硃砂五分 大黄三錢 共研细末用沙糖二兩開水冲服

安胎催生方

懷孕三四個月或胎動不安服之可免至足月服之產時安康

當歸二錢 川貝母八分 黄芪八分 荊芥穗六分 枳殼六分 黄芩八分 白芍一錢 甘草六分 厚朴八分 羌活二錢 蘄艾二錢 菟絲子一錢 分數須秤準不可輕重並將煎服一二劑或二三四劑 自能快生母子兩全產後忌服

又治胎前臍腹痛胎動不安下血不止等症須陳米湯或秦艽當歸煎湯亦可

又治胎前產後臍腹作痛有聲或寒熱往來狀如瘧疾並米湯下

難產保生

用陳麥草有露天■并最妙 法去二層垢剪寸許長不拘多少煎湯服

倒產逆生

如兒足先下并因兒在腹中不能轉動故腳先出若令產母仰卧令收生婦推足入去原可順生忌收生共

不甚得法反至有悞不善用法可治之 法用小針於小兒腳心刺三四刺抹少許鹽以兒足刺處即可收入順生

又法以手摩母腹上兒足即可收入順生

萬金丹

凡產婦累日不下危急之至用此方

草麻子去壳廿粒　硃砂一錢　雄黄一錢　蛇蜕一尺燒灰存性　共研細末，用飯和丸，作丸大，先用花椒湯淋洗

產婦臍下，隨以此藥一丸放於臍中，用紙花合覆蓋，以闊布束之，若見兒頭稍出，急取去，不可遲誤。

又方以草麻為君，冬葵子為臣，白芷、枳殼為佐，巳時服，午時即產。去麻仁以此方為君，且毛詩有采采

芣苢以防難產，即草麻也。

子腸挺出在外

用草麻子搗如膏，塗婦人頭心，急收入腹內，即速除去藥，不可遲緩。

產婦中風　不省人事，口吐涎沫，手足瘛瘲

當歸　荊芥等分為末，每服二錢，用水一盞，酒少許，童便少許，煎至七分，灌入口內即愈。

產後浮腫

皆因下體受風，形似生毒，紅赤腫痛，以葱白研膏，入乳香末數錢，貼患處，再以湯洗去。又方以羌活、防風各五錢，煎湯薰

洗下體即消。

催生方

用本年通書一張，扯來燒灰，陳酒沖服。

急救婦人死胎不下

用杜牛屎炒熱用布包敷肚臍若不下牛屎炒大熱醋半杯用原布包仍熨臍下

橫生倒產方

用益母草酒煎濃汁加童便對服

胞衣不下

芒硝二牛膝二童便半杯炒服即下

鎖蛇丹方

用杜雞屎搽塗

婦人紅崩紅黃

槐花葉二百草霜二用酒共炒七次再用水煎對酒沖服神效

臍上衝心

葡萄煎[illegible]湯飲下如無葡萄時其藤葉亦可用

妊娠下血

凡孕婦多慾以致衝任損傷並無別病者用生鹿角屑 當歸各二錢 水煎服立二服其血自止

益母丸 專治胎前產後臍腹作痛服之即安

益母草八兩 當歸二兩 赤芍二兩 木香二兩 各研末煉蜜為丸丸彈子大每服一丸

胎毒膿眼

新產小兒雙目赤腫爛不開以蛐蟮泥搗塗顖門干則易換三次即愈

男女乳瘡

男女乳上凸瘡膿血淋漓成片乳紅身腫痛疼不休此名大草瘡以蚌殼煅末二錢 輕粉五分 冰片一分 共研末用細茶湯調搽即愈

乳頭開花

以寒水石一兩 研細末冰片五厘 荸薺汁調搽或用荸薺粉加冰片調搽皆愈

乳起結核

初起並不痛癢最惡之症每日以山慈菰五 胡桃三枚 共搗酒服以散為度否則成患莫測

乳串久潰

凡属强壮之人外感发热胸膈饱闷俱可通治气虚之人或吃十余六三均可 齐葱头七个 生姜七片 陈茶叶三钱 山查肉三钱 神曲三钱 沙糖半酒杯 水一碗煎服 任随量饮 得汗病可消散 若热天除去姜

痘疔方 痘毒溃烂亦治

柏树根皮研细末以青油调搽 如痘毒溃烂用真麻油调搽

痘风成毒

柏树根皮烧灰 五倍子烧灰 绿豆粉炒黑灰 共研末以麻油调敷 初起即消 已成即溃 溃后即收 一敷搽之即愈

烂疮成孔

小儿头面遍身形似杨梅疮 并用糯米甑上气水滴下以碗盏盛取搽之数日即愈

黄水疮

凡大小有患头面黄水疮流到即生 蔓延不休 并用春芝壳炒成炭研细加东丹少许和匀以真菜油调敷于特频以油润之三日即愈

羊髭须疮

用棉絮胎烧灰以麻油调搽即愈

唇口瘡

四圍有黃脂水以旋覆花燒存性用真麻油調搽即愈

熱傷風方

防風二 北辛半 粉葛四 黃芩二 甘草半 薄荷一 白芷二 桔梗二 前胡二

杏仁一 生姜一片為引忌油膩

鵞瘡方

雄黃五分泥用酒（調）敷再用陳壁土煎水一碗速飲如神若閉口要用綠豆末煎湯甚效 [illegible]

上有紅點急用燈火燒三次大有效也

又鵞方

桔梗 射干 元參 知母 連翹 甘草 燈心為引 伏龍肝（心土）為引

救手腳痧良方

每逢手腳痧起時手腳發麻彎曲難伸腹中作痛速用新鮮大蒜子搗爛如泥以亂頭髮和蒜泥揩摩腳心若不應將蒜泥敷于兩膝眼兩穴以油布裹之再用上肉桂研末敷于腹臍之內多以蒜泥作圓敷于

腹臍之上亦以舊布裹之取草紙兩張燒灰以百沸水一碗沖泡用深淨[折]碗俟調水候水溫灰沉之其痛立解重者吐去冷痰穢水即愈此方屢試屢驗神效之至且費甚少而收功速急宜刊出廣傳為時疫救急之助

膏敵疔藥良方

腦砂一錢 寸香一錢 冰片一錢 班毛七只去頭足淨 土狗五只 巴豆四粒 白丁香二錢 膏藥肉二錢

以藥為末調和膏藥肉內攤膏貼之

萬壽香方

速香二錢 乳香二錢 安息香四錢 木香二錢 甘松二錢 山柰二錢 白芷二錢 蒼朮二錢 大黃二錢

小茴香二錢 松香二兩 降香末二兩 共研極細末每料速研好

刷頭髮方

土荊皮二錢 甘松五錢 毛薑二錢 山柰一錢 丁香一錢 白芷五錢 廣苓一錢 官桂五錢 排草五錢

細辛一錢 共藥泡水刷頭髮必漸長而黑

膏方存查一卷

〔清〕允常氏撰

清光緒三十二年（一九〇六）抄本

膏方存查一卷

本書爲中醫方書類著作。允常氏，生平不詳。全書先録病案，進行病機分析，訂立治療原則和大法。後爲膏方組成、熬製方法、服用方法以及忌口等注意事項，共載膏方三十九首。書名『膏方存查』，當爲作者自訂備查之意。書中膏方以調補爲主，滋補中往往佐以陳皮、半夏、茯苓、薏仁、沉香曲、砂仁等消導之品，組方補而不膩，頗有法度。

丙午年　允常氏

膏方存查

汪右

膏方

營陰素虧肝木偏旺今秋瘧後陘疲逗恋、肝氣時發中土因此受侮運化之權失職脘痞納脹等由此來矣茲屆冬令收藏之際爰擬培補肝脾佐以養血疏理

潞黨參（洗監窮）四两　綿黄耆（蜜炙）二两　大生熟地（春砂仁拌）各四两

當歸身（酒炒）弍两　杭白芍（吳萸一分全炒）一两半　四製香附（打）四两

金毛脊（炙去毛）四两　金鈴子（炒打）二两　金石斛（寸斷）二两

清阿膠（烊下）一两半　龜板膠（烊下）一两半　陳皮白（鹽水炒）一两

甜冬术（切土炒）乙兩半　紫丹參（猪心血拌蒸）二兩　雲茯神（硃砂拌）三兩　宋半夏乙兩

甘杞子（揀淨）二兩　淮山藥（切土炒）三兩　福澤瀉（切）三兩

厚杜仲（鹽水炒斷絲）三兩　川續斷（鹽水炒）三兩　陳香櫞（切炒）六錢

右藥依法泡製，用長流水浸一宿，濃煎三次，濾去渣滓，併入一鍋，文火收膏，熬至大半，下膏加入冰糖屑三兩，攪和鎔化，煎至滴紙不化為度。每晨用百沸湯化服一調羹，臨卧用半服調羹。忌一切生冷油膩等物。

陸 高鄉 膏方

丁未年加補骨脂一斤 高麗參一斤（另煎收膏入）

腎水不充肝木暗乘一身真陽失於運轉是以腎虛則氣無所生肝虛則血無由藏以致脘痛時發動即氣逆手足不暖由漸來矣當此蟄藏司令爰擬脘培補肝腎佐以扶陽納氣為法

西黨參（[illegible]）四兩　綿黃耆（蜜炙）二兩　大熟地（春砂末同拌）四兩

枸杞子（揀淨）三兩　大白芍（川桂枝三分合炒）一兩半　川續斷（鹽水炒）三兩

潼蒺藜（鹽水炙）三兩　補骨脂（鹽水炙）三兩　淡蓯蓉（漂淨切）一兩半

龜板膠（後下）二兩　陳香櫞（切片炒）一兩半　新會皮（鹽水炙）八錢

天門冬去心，貳兩　懷山藥土炒，三兩　白茯苓三兩　宋半夏乙兩半

何首烏製熟刀切，四兩　山萸肉去核，乙兩半　金鈴子麩炒，二兩　豬脊筋去筋膜，十條

厚杜仲鹽水炒斷絲，三兩　野於术米泔浸洗土炒，乙兩半　鹿角膠後下，乙兩　國老草炙，四錢

右藥依法製度，用長流水浸一宿，濃煎三次，濾渣滓[illegible]，併入一鍋，文火收膏，熬至大半，下膠攪和，再煎至滴紙不化爲每晨用百沸湯化服三四錢，臨卧減半。忌一切生冷油膩等物。

陸茅　膏方

真陰虧弱，邪易湊襲，三瘧之後，氣陰並虧，當此冬令之候，爰擬培本疏邪為法。

西洋參（另煎收膏時沖）乙兩五錢
潞黨參（紫叶苏梗拌合炒）四兩
綿黃耆（蜜炙）弍兩
大熟地（砂仁末[illegible]搗制）五兩
厚杜仲（鹽水炒斷絲）弍兩
懷山藥（灶土炒）叁兩
淡天冬（打）叁兩
川斷肉（鹽水炒）叁兩
山萸肉（去核）乙兩伍錢
敗龜板（先打）八兩
清阿膠（後下）乙兩半
杜白芍（炒）山兩
宜米仁　叁兩
採（毛去）芸糙　叁兩
白茯苓（人乳拌蒸）叁兩
福澤瀉　弍兩

製（切）首烏四兩　肥（切）玉竹叄兩　陳（炙）皮白陸錢

甘（揀淨）杞子弍兩　穭（炒）豆衣四兩　宋半夏弍兩

右藥依法製度，用長流水一宿，濃煎三次，濾去渣滓，併入一鍋文火收膏，熬去大半，下膠，搗和鎔化，煎至滴紙不化，每晨用百沸湯化服一（調）羹，臨卧減半化服，忌一切生冷油膩等物。

朱樹堂膏方

今秋時邪之後，脾胃兩傷，肺熱首餘，肺陰不足，是以欬嗆陣作，痰吐頗多，氣機不舒，以肺金之下土位乘之。經云：肺為生痰之源，胃為儲痰之器，治肺必兼治脾，肺脾子母臟也。茲屆冬令收涸之際，爰宗培土生金法調治。

洗鹽劈 [illegible] 四兩　西黨參 蜜炙 二兩　綿黃耆

大生地 砂仁末同杵 伍兩

厚杜仲 鹽水炒斷絲 三兩　枸杞子 揀去雜子 二兩　肥玉竹 切 三兩

龜版膠 收下 二兩　清阿膠 收下 二兩　燕窩根 揀淨收膏時入 二兩

海浮石 伍兩　旋覆花 絹包 二兩　代赭石 四兩

甜冬术（炒）二兩　川貝母（去心）二兩　淡菜乾（温洗）四兩　新會皮（鹽水炒）七錢

北沙參（切）三兩　甜杏仁（去尖勿打）三兩　家韭子（炒研）三兩　宗半夏三兩

天麥冬（去心硃拌）貳兩　懷山藥（炒）二兩　白茯苓二兩　薏米仁三兩

右藥依法製度，用長流水浸一宿，濃煎三四次，濾去渣滓，文火收膏，煎去大半，下膠烊化，再熬至滴紙不化為度，收入磁罐。每晨用開沸湯化下一服羹，臨臥服半調羹。忌一切生冷油膩等物。

杜葆君　膏方

瀝掛甫楚，法宜培補氣血，滋心腎之源，健脾胃之運，佐以固攝營氣，俾安邪不復能襲。

潞黨參（洗，蒸透）伍兩　大生地（洗，切）陸兩　製首烏（切）伍兩　天門冬（切）弍兩　冬白朮（切，土炒）壹兩

厚杜仲（鹽水炒斷絲）弍兩　懷山藥（切，麩炒）三兩　製歸身（切，酒炒）一兩半　川續斷（鹽水炒）叁兩　酸棗仁（揀淨炒）弍兩

雲茯神（辰砂拌）叁兩　湖蓮肉（拌）四兩　穞豆衣（炙）肆兩　川石斛三兩　元武版（洗，打）捌兩

焦米仁三兩　新會皮（鹽水炒）八錢　製半夏弍兩　春砂仁（研）半

甘杞子揀淨三兩　遠志肉去心壹兩　清阿膠後下貳兩

小姐　膏方

女以肝為先天，脾為後天，肝腎素虧，脾胃復弱，今秋大病之後，乙元更虛，肝氣時發，頭暈泛隱，茲屆冬令收悶之際，爰擬培本佐以疎肝為治。

西洋參另煎收膏時入貳兩　彩歸身加酒炒貳兩　龜板膠後下乙兩半　新會白鹽水炒壹錢

潞黨參洗鹽劈肆兩　奎白芍切炒貳兩　料豆衣鹽水炒肆兩　鹽半夏貳兩

大生地（清炒）伍兩　甜冬朮（切炒）弍兩　厚杜仲（鹽水炒斷絲）叁兩　甘杞子（揀淨）弍兩

川續斷（鹽水炒）叁兩　潼蒺藜（鹽水炒）弍兩　白蒺藜（炒去刺）叁兩　懷山藥（切土炒）叁兩　清阿膠（後下）弍兩

杭甘菊乙兩半　製香附（打）三兩　瓦楞殼（洗打）六兩　沉香麯（絹包）弍兩

春砂仁（研）五錢　大黑棗六兩

闓蔭兄　膏方

肝者罷極之本，其充在筋，以生血氣；腎者主蟄，封藏之本，其充在骨，精之處也。肝腎精血不充，筋失養六淫外侵以致左肩脊痠疼不能舉動已經(?)
載荼(?)届冬令如涸之際時爰擬培補肝腎佐以通
筋宣絡俾得筋骨舒而利關節也

高麗參弍兩（右另煎收膏時入）
潞黨參四兩（洗監劈）
綿黃耆三兩（切 蜜炙）
大熟地四兩

厚杜仲三兩（鹽水炒斷絲）
甘杞子三兩（揀淨）
川續斷三兩（鹽水炒）
冬白朮（土炒）多一兩

龜板膠弍兩（後下）
山萸肉弍兩（炒）
菟絲子弍兩（鹽水炒各）
懷牛膝三兩（鹽水炒）

新會皮壹兩（去白）
宋半夏弍兩
梧桐花二兩
絡石藤四兩

何首烏(蒸飯天炒)四两　全當歸(酒炒)贰两　宣木瓜(酒炒)一两　絲瓜絡(以味煎湯代水)二两

上肉桂(刮去皮研末收膏時入)三分　杢白芍(酒炒)贰两　金毛脊(去毛)四两　嫩桑枝(酒炒)六两

懷山药(切炒)三两　鹿角膠(烊下)贰两　片姜黄一两　春砂仁(研)七分

施太太 膏方

女以肝為先天脾為後天肝脾氣滯木失濡養夏秋之間情悖逆致目盲不可以視流淚散光當乘收藏之際爰擬培補肝脾佐以熄降為法

潞黨參　甘杞子(揀淨)　遠志肉(甘草汁浸炙)　杭甘菊二两

綿黄耆（蜜炙）
大熟地
何首烏（製，銅刀切）
甜冬朮（土炒）
厚杜仲（鹽水炒斷絲）
廣玉金（土）一兩

施潤山膏方

粉歸身（酒炒）
奎白芍（土炒）
川續斷（鹽水炙）
金毛脊（去毛炙）
懷山药（土炒）
新會皮（鹽水炒）

白潼蒺藜
酸棗仁
霜桑葉
黑芝麻（人乳拌蒸）二兩
石決明（生熟各半）六兩
宋半夏

金石斛（寸斷）二兩
白茯神（抱木硃拌）
二仙膠（后下）
清阿膠（后下）

盖腰體質虛瘦，易積脾胃，升降之機不循常度矣。曾經足瘍淹纏多時，營衛未免被傷，茲屆蟄藏司令，當宗東垣、丹溪兩法家，疏補並進，方有裨益。

西洋參（另煎收膏時沖入）乙兩半　枸杞子（揀淨）三兩　陳阿膠（沖入）一兩　江枳殼（切麩炒）乙兩

潞黨參 肆兩　川續斷（鹽水炒）貳兩　鹿角霜（拌）伍兩　新會皮（鹽水炒）捌錢

大生地（春砂仁乙錢打拌）叁兩　全當歸（酒炒）貳兩　懷牛膝（鹽水炒）貳兩　鹽半夏 三兩

何首烏（製，銅刀切）叁兩　山萸肉（焙）乙兩半　穭豆衣（焙）三兩　炒米仁 三兩

寄ノ矢

野於术（米泔水浸，切，土炒）一兩半　霞天膠（酒炒）貳兩　范志麯（炒香）肆兩

厚杜仲（鹽水炒斷絲）貳兩

嫩桑枝（酒炒）捌兩（十斤）　絲瓜絡貳兩（三味煎湯代水）

右藥如法炮製，用長流水浸一宿，濃煎三次，濾去渣滓，并入一鍋，文火收膏，再熬去大半，下膠攪和烊化，熬至滴紙不化為度，收入蓋碗，每晨空心時服一調羹，或臨卧時服半調羹，均百沸湯化下。

朱景周兄　膏方

擬培本納氣化痰為法

潞黨參　綿黃耆（鹽水炙）　大生地　何首烏　製玉竹

覓麥冬（去心辰拌）　厚杜仲（鹽水炒）　甘杞子　真蛤蚧一对　鹿角膠

菟絲餅　懷牛膝（沉香屑同拌）　紫石英　旋覆花

象貝母（去心）　化橘紅　鹽半夏　胡桃肉

李 長生兄 戌甘山浸紀三月

陰虧則內熱，而內熱實由腎氣不充。腎主筋骨，腎虛則邪（痰）凝阻胸部，痰核凝腫，今雖消融將盡，兼之痰氣時發。恭屆冬藏司令，法宜培養真陰，佐以疏泄滌痰。

西洋參 另煎取汁冲入　潞黨參 元米炒　大生地 砂仁末同拌

甘杞子 揀淨　川續斷 鹽水炒　山萸肉 焙

平川貝 去心　製南星　淡海藻 漂淨

夜交藤　雲茯苓 去皮　福澤瀉

北沙參　生鱉甲　金鈴子　清阿膠
麥冬（去心辰拌）　全當歸（酒炒）　荔枝核（打）　豬脊筋（去膜）
厚杜仲（鹽水炒斷絲）　懷牛膝（鹽水炒）

李綏峰先生膏方

年届二八正在腎氣盛（滿）之時要如先後天賦稟不足生化亦屬要權考陰陽應象大論所謂形不足者溫之以氣其溫字非溫養之溫乃漸榮之義耳亦雖以藥餌溫養亦當調飲食適起居以相輔之庶幾內因蠲而外

感可攘矣

西洋參
潞党參
大生地
野於朮
厚杜仲
甘杞子

川續斷
粉歸身
奎白芍
金毛脊
懷山藥
山萸肉

清阿膠
龜板膠
潼蒺莉
遠志肉
平川貝
金石斛

粉丹皮
雲茯苓
福澤瀉
國老草
新会皮
宋半夏

肅 粟兄 膏方

擬培本滋陰佐以疏運脾化溼為法

西洋參（另煎收膏時沖入）一兩
潞党參（洗，鹽水炒）四兩
綿黄耆（蜜炙）二兩
大生地（春砂仁末炒拌）四兩
制首烏（紫銅刀切）三兩

厚杜仲（鹽水炒斷絲）二兩
甘杞子（揀淨）三兩
寬麥冬（去心辰砂拌）三兩
楚玉竹 三兩
白朮皮（江枳殼四分拌炒）

女貞子（蒸晒）
穭豆衣（炒）
川石斛
清阿膠（後下）

元武膠（後下）
雲茯苓
新會皮
焦米仁

病久体弱，形瘦肉削，脉细沉，舌绛畧有白腐，泛噁口燥，大便溏薄，黄红粘迷，论病势脉不虚，用药总为肘掣，滋则碍阳，温则伤阴，勉拟数味，尽人事而已，候诸

[illegible]

高明先生正之

洋参钱　秫米三钱　元参三钱　竹二青钱

枫斛钱　茯苓三钱　珠粉[illegible]　扁豆衣三钱

白芍钱　生谷芽四钱

巳右膏方　丑衡

肝脾腎三臟素虧而濕熱偏盛古人治肝先治腎蓋乙癸同源腎氣旺肝木不得養又治肝先治脾胃土旺木不肆威即內經云隔二隔三治法今乘此際令收藏之際理宜柔宣泄益氣運中佐以清補並進

潞党參四兩　厚杜仲三兩　清阿膠　福澤瀉

綿黃耆三兩　懷山藥二兩　龜板膠　新會皮

大生地廿两　粉歸身三两　白蒺藜　宋半夏

製首烏四两　川續斷　石决明　范志麯

野於术乙两半　杭白芍　霜桑葉　春砂仁

甘杞子三两　金石斛　雲茯神

右為炒法製度用豆腐漿貳两　桑枝不計　煎湯代水

杜右　言叔梯、

女以肝為先天脾為後天肝脾兩虧遂失藏統之職奇經亦不主固也是以帶下綿綿經亦行乃之不時胃脘攻痛納食運遲當此蟄封之令爰以撫培補太陰疏泄厥陰佐以養營固攝奇經

西黨參 洗鹽炒 三　　懷山藥 炒燋 二　　潞丹參 猪心血拌 二　　遠志肉 炙 一兩

大熟地 砂仁末拌 四　　辰麥冬 辰砂拌 一兩　　製香附 三　　穭豆衣 三

綿黃耆 蜜炙 三　　白歸身 酒炒 二　　沙苑子 二　　小紅棗 三

製首烏四　銅刀切
野於朮二　米泔水浸土炒
厚杜仲三　鹽水炒斷絲
甘杞子三　揀淨
東白芍一両　土炒
川續斷三　鹽水炒
烏側柏両　醋炙
春根皮二　醋炙
陳廣橘一両
清阿膠一両　蛤粉炒
龜板膠一両　蛤粉炒
白茯苓三
丁未年另加江枳殼一両　麩炒
生白朮両
豆腐飯滌用

邵右 青浦汾書

氣陰兩虧，邪易湊襲，秋末患瘧，今雖得痊，而真元更覺有傷，當乘收藏司令之際，培補真元，俾氣藉甘溫而復，陰得滋養而充，所謂經云則邪慝不作也。

西洋參（另煎收膏時沖入）一兩　甜冬朮（淡鹽水炒透）一兩五錢　懷牛膝（鹽水炒）二兩　福澤瀉 一兩

潞黨參（淡秋鹽拌）四兩　甘杞子（拌焙）三兩　金石斛（原支，先下）二兩　新會白（鹽水炙）一兩

綿黃耆（蜜炙）三兩　厚杜仲（鹽水炒）三兩　清阿膠 一兩五錢　宋半夏 一兩

大熟地（砂仁末拌）兩　北沙參（炒）三兩　天門冬（炒）三兩

粉歸身（酒炒）兩　川續斷（鹽水炒）三兩　杭白芍（酒炒）三兩

龜板膠（溶入）兩　陳棕櫚（炒）一兩　國老草（蜜炙）二　小紅棗（去核）

汪右　大街　膏方

擬培本養血乘肝疏運為法

高麗參（另煎收膏時沖入）三兩　西黨參（元米炒）兩　綿黃耆（蜜炙）三兩

甘杞子（揀淨）三兩　粉歸身（酒炒）三兩　川續斷（鹽水炒）三兩

潼白蒺藜（各）三兩　淡蓯蓉三兩　鹿銜草三兩

宋半夏三兩　四製香附（打）三兩　川楝子二兩

大熟地 四两 砂仁末同拌　奎白芍 炒 二两　川石斛 二两　瓦楞壳 煅 六两

天门冬 去心 二两　清阿胶 溶下 二两　福泽泻 二两　玫瑰花 廿朵

厚杜仲 盐水炒 二两　龟板胶 溶下 二两　新会皮 盐水炒 二两　沉香粒 二分

陸左　东门外　膏方

最上為失血，下為遺精，早年肺腎陰傷，精血不聚，是為同係。治宜培本養陰，以固河健為法。

西洋參 呂宋汲青竹汁拌 二两　肥玉竹 二两　潼蒺藜 盐水炒 二两　花龍骨 煅 二两

潞党參 流浸墨旱蓮 四两　甘杞子 二两　農女珍 二两　左牡蠣 煅 四两

大生地（砂仁同拌）四錢　北沙參（炒）三錢　旱蓮草（黑豆汁炒）一錢　白蓮鬚 二錢

制首烏（銅刀切）四錢　甜杏仁（去皮尖）二錢　杜白芍（酒炒）錢半　鹿啣草（炙）二錢

天門冬（去心）三錢　清阿膠（蒲黃炒）錢半　菟絲子（揀去雜子灰泥）三錢　白茅花 錢半

麥門冬（去心，朱拌）三錢　敗龜版（漂淨）八錢

陸無丁為散稿

當此攝藏司令，爰擬培補氣血，滋心腎之源，健脾胃之運，庶幾內固鐍而外感可攘矣。

高麗參 一錢　甘杞子 二錢　血龜板膠 錢半　雲茯苓 二錢

閔左 復診 膏方

潞党参四两　清黄耆三两　大熟地四两　何首乌四两　天门冬三两（切）　[illegible]麦冬三两

厚杜仲三两　粉归身三两（酒炒）　川续断三两　远志肉一两（甘草水浸）　野于术二两（米泔浸切土炒）　鹿角胶四两（另下）

潼蒺藜三两（盐水炒）　北沙参三两　甜杏仁三两　象贝母三两　旋伏花二两

福泽泻二两（盐水炒）　新会皮一钱（盐水炒）　宋半夏二两　白扁豆二两　小红枣二十枚

痿躄痹緩筋骨抽痛，綿延年餘。今秋咳嗆八晝夜，痰多咳吐數碗，從此痿痹霍然而愈。現在咽乾音嘶，咳有紅筋，良由病久真元不充，肺腎陰虧。肺為嬌臟，易傷而不易復；腎之作強，宜藏而不宜洩。用藥之義，宜甘平益氣滋養益陰，不特生以制之妙，以涵之，而真陰有得充復也。

西洋參 切另煎沖下 二錢　厚杜仲 鹽水炒斷絲 三錢　懷山藥 炒 三錢　懷牛膝 鹽炒 二錢

潞党参（洗净） 四两
绵黄耆（蜜炙） 三两
大熟地（炒松入砂仁末拌） 廿两
何首乌（蒸烂刀切） 三两
天门冬（切） 三两
甘杞子（拣净） 三两

川续断（盐炒） 三两
全当归（切片） 二两
金毛脊（去毛炙） 四两
杭白芍（切片） 三两
山萸肉（焙） 一两五钱
建莲子（去心打） 四两

龟版胶（后下） 一两五钱
清阿胶（后下） 一两五钱
北沙参（切） 三两
金石斛（原支） 一两
平川贝（去心） 三两
玉蝴蝶 三钱

淡苁蓉（洗切） 三两
粉蛤壳（拌青黛，打） 三两
鹿衔草（洗） 三两
新会红绦（盐炒） 一两
宋半夏（竹沥拌） 二两
代代花 廿朵

丁右 高板桥 膏方

擬培補氣血佐以疏運化溼法

高麗參一錢　天門冬二錢　金毛脊五錢　沉香拌熟地二錢

潞党參四錢　野于术二錢　二仙膠二錢　雲砂仁[illegible]

綿黃耆四錢　甘杞子弍錢　金石斛二錢　新會皮[illegible]

大生地五錢　厚杜仲三錢　福澤瀉二錢　薑半夏三錢

大熟地五錢　粉歸身二錢　白蘚皮二錢　小紅棗四錢

何首烏四錢　川續斷三錢　薏米仁三錢　白冰糖[illegible]

李保岸 先生 骨蒸 程同村

藏真不充，氣陰復弱，肺金因之失養，腎水艱於滋長，是以咳嗽作延，鼻衄淋漓，當乘收藏之際，宗經旨金水相生法，調治俾根蒂得固，而枝葉自茂矣。

西洋參（另煎收膏時下）二兩
潞黨參（先煎）四兩
大生地（砂仁拌）四兩
厚杜仲（鹽水炒斷絲）二兩
北沙參 三兩
肥玉竹 三兩
遠志肉（甘草水浸炙）一兩
金石斛（先煎，原支）二兩
潼蒺藜 二兩
雲茯神（辰砂拌）二兩
福澤瀉（炒）二兩
白茅花 一兩

野于术（米泔浸炒黄）一斤半　甜杏仁（去皮尖）一斤　杭白芍（炒）一斤　新會（鹽炒）江[illegible]

蒐麥冬（去心，飯炒拌）三斤　山萸肉（煨）一斤半　云伏苓一斤　小紅棗（去核）四十

甘杞子（揀淨）三斤　懷藥（炒）（山藥）二斤

右藥依法泡製，用天泉水浸一宿，滚（煎）三次，還（去）

渣滓，濾入一鍋，文火收膠，再熬（去）大半，加鱉魚甲膠一兩、

清阿膠一兩、龜鹿膏一兩半、白冰糖四兩，攪和拌化，熬

至滴紙不化為度，收入磁盞，每日晨服一調羹，或臨睡時服

一調羹，均白沸湯化下。忌蘿菔、油膩一切等物。

王口 南元

胃火騰沸，脾陽式微，上爲齒痛嘈雜，下爲脹
腸液泄十年，清陽日薄，大氣不能運行，
致脾失上升，胃失下降，攻治脾胃莫擇，
病恒十載，今而甚，而不復，其咎是爲不補之

補

西黨參　天生术　枸杞子
懷山藥　安肉桂　東白芍　廣陳皮
龜鹿二仙膠　雲茯苓　福澤瀉　白扁豆　半夏麯
霞天膠　炙甘草　益智仁　蜜升麻　白池菊
以三膠烊　製香附　宣木瓜　砂仁末
南棗肉　杜芡實　焦苡仁

沈右

女以肝爲先天，脾爲後天，肝脾不充，遂失統藏之職，是以經事不行，腰脊痠軟，兼之瘍症淹纏，氣營兩虧，奇經被傷，乘此攀藏司令，爰擬甘温益氣，滋養益陰，佐以和營宣絡，俾統藏得職，而奇經亦能固攝也。

潞黨參四兩　厚杜仲三兩　川續斷三兩　炙桑子二兩　宋半夏二兩

綿黃芪三兩　甘杞子二兩　奎白芍二兩　小川芎八錢　遠志炭二兩　後入　清阿膠四兩　元武膠二兩

天門冬三兩　野於术二兩　紫丹參二兩　福澤瀉二兩　益母草四兩

大生地四兩　懷山藥二兩　金毛狗脊二兩　白茯苓二兩　桑寄生二兩

何首烏四兩　炒歸身二兩　四制香附四兩　新會皮一兩

内右

[illegible]梧奉養、其崇法、 东门 膏方

潞党参（洗去芦头）三两

绵黄耆（切寸 蜜炙）二两

大熟地（炒）四两

大生地（炒）四两

野于术（米泔水浸 切片）二两

何首乌（制 蒸洞 切片）三两

厚杜仲（盐水炒断丝）三两

甘杞子（拣净）二两

粉归身（酒炒）二两

川续断（盐水炒）三两

制香附（打）四两

炒毛脊（去毛炙）三两

清阿胶（后下）弍两

龟板胶（后下）弍两

炒石斛（打 先煎）二两

远志肉（甘草水浸炙）二两

怀牛膝（盐水炒）二两

云茯苓（[illegible]拌）三两

穞豆衣 三两

新会皮（盐水炙）七分

宋半夏（打）弍两

陈香橼（炒）一两

春砂仁（打）八钱

小红枣（去核）四两

李右 东门外 膏方

擬議養肺滋腎健運脾胃佐以納氣化痰為法

西洋參（另煎冲服）二錢　潞黨參 二錢　綿黃芪 錢　製熟地（砂仁末拌）四錢　何首烏 三錢　野于术 錢半　天門冬 錢半

覓麥冬（去心朱砂拌）錢半　厚杜仲 錢　甘杞子 錢　肥玉竹 三錢　懷山藥（炒）錢　龜版膠（後下）錢半　清阿膠（後下）錢

製女貞 錢　金白芍（土炒）錢半　甜杏仁 錢　旋伏花 錢　沉香粬 錢　川石斛 三錢　雲茯神 三錢

化州橘紅（鹽水炒）錢半　鹽半夏 二錢　銀杏肉（去衣打）十粒

馬 左

擬培補肝腎佐以固濇為法

潞黨參　綿黃耆　製首烏　生熟地　野於朮　天門冬

厚杜仲　甘杞子　川續斷　遠志肉　淡蓯蓉（洗淨）二兩　潼蒺藜

菟絲子　花龍骨　白蓮鬚　杜芡實二兩（金櫻子二兩）　肥玉竹　金毛脊

奎白芍　雲茯神　穞豆衣　小紅棗　杭冰糖

脣右 榮立術

婦女以肝脾為抱要，肝為藏血之源，脾為統血之司。肝脾形數，氣不調，營證見癸事先期，肝不藏血也；倘食作脹，脾不健運也。乘此攝養藏司，今爰擬培養肝脾，俾藏統職而氣甚自調矣。

西党參 四錢　製首烏 三錢　粉歸身 二錢　四製香附 錢半　小紅棗 四個

仙半夏 二錢　野于朮 錢半　川續斷 一錢　清河膠 二錢　烏賊骨 錢半　細青皮 一錢　雲茯苓 三錢

大熟地 四錢　厚杜仲 三錢　奎白芍 一錢　元武膠 一錢　懷山藥 二錢　新會皮 一錢　沉香 [illegible]

原生地 四錢　甘杞子 三錢　大丹參 二錢　小川芎 八分　福澤瀉 一錢　宋半夏 一錢　白扁豆

張右 萬嚴 膏方

稱年體弱，積疲擾亂神明，肝陽因此直升不时，神昏跌仆，歇癇心驚，寤不安寐，此乃癲癇之象也，擬養心以滌痰，鎮肝以熄風為治。

西洋參（另煎收膏時入）一兩　潞黨參（元米炒）三兩　大生地（砂仁末拌）三兩　製首烏（銅刀切）三兩　天門冬（去心）二兩

麥門冬（去心辰砂拌）一兩　酸棗仁（焙）六錢　柏子仁（焙）一兩　遠志肉（甘草水洗炙）一兩　雲茯神（辰砂拌）二兩

天竹黃 一兩　粉歸身 一兩半　川貝母 一兩　清阿膠 二兩　化州橘紅

青礞石 一兩　竹瀝半夏（姜汁炒）一兩半　石決明（煅）五兩　白蒺藜（去刺炒）三兩　白冰糖

蔡右　馬涇河

擬培本養營疏和肝脾為法

黨參　杞子　二仙膠　九香虫（焙）

沙苑　懷藥　清阿膠　川石斛

原生地（砂仁末拌）　歸身　雲茯苓　遠志[illegible]

甜冬术　川斷　瓦楞壳　江枳壳

首烏　白芍　製香附　陳皮

杜仲　丹參　川楝子　半夏

戴鶴圃 膏[illegible]方

擬培補肝腎佐以養心滌痰

潞黨參 三兩　厚杜仲 二兩　遠志肉 一兩　杭甘菊 四兩

大有耆 二兩　[illegible] 三兩　[illegible] 二兩　[illegible] 二兩

大熟地 四兩　[illegible] 四兩　[illegible] 二兩　新會紅 [illegible]

製首烏 二兩　[illegible]棗仁 二兩　淮山藥 二兩　宋半夏 一兩

野于朮 一兩　抱木茯神 二兩　山萸肉 [illegible]　[illegible]木瓜 [illegible]

甘杞子 二兩　炒白芍 二兩　龜鹿二仙膠 二兩　桑寄生 四兩

擬養營和肝清滋肅降法

九蒸首烏
九製熟地
大懷生地
天麦門冬
西潞黨參

大臺參鬚
天生於朮
大有綿芪
淨白歸身
甘枸杞子
川厚杜仲
鳳眼丹皮

绵黄耆 淨白归身
甘杞子 厚杜仲 肥白玉竹
粉丹皮 杭甘菊
懷慶山药 抱木茯神

潼關蒺藜
川續斷肉
懷慶山药
抱木茯神
肥皂竹
福建澤瀉

宋製半夏
懷慶牛膝
真龍眼肉
關鹿角霜
真黃精肉

陰陽兩虧 大便溏泄 肝脾兩傷
治宜溫通 赤苓皮
淡吳萸 廣木香 新會皮
益日馬 九香蟲 陳香元
川楝子 大腹皮
製香附

陸石仁士元

水不滋木木來尅土濕積生痰氣化不健以致中脘悶脹飲食不香四肢軟乏力怯肌黃本有痔漏防延轉瘧先宜分利治之

青陳皮　連皮苓　真建曲　帶殼砂仁
陳蒼朮　大腹皮　川萆薢　川懷牛七
川黃柏　綿茵陳　福澤瀉　続車前
中厚朴　東瓜子皮　瞿麦穗　廣木香

濕化而瘦尚未淨土健而肝木仍失其養以致脘脹
肌黄食少等雖鬆惟氣力不加動則軟乏少力
痔漏仍延宜宗前法加減

當歸尾　川羌活 獨活　川懷牛膝　明天麻　六曲

陳蒼朮　連皮苓　大腹皮　綿茵陳　車前

中厚朴　川萆薢　東瓜子皮　大貝母　枳實　陳橘絡

脾有濕熱腸胃均困溲赤便結胸腹悶痛内燥喉哽治以分利

杭甘菊　枳實　生熟谷芽

牛蒡子　瓜蔞　烏藥片

象貝母　青陳皮　車前子

細木通　皂角仁　枇杷叶

血文分受風天癸不調肺胃有熱瘦升氣短
內熱屢嗆嗆甚夾血脘悶頭眩手足瘦軟症防
倒經成損治宜清熱祛風

南沙參　茜草根　大力子　陳皮白
大丹參　懷牛膝　赤苓皮　竹茹
海蛤粉　冬桑叶　象貝母　水梨
全瓜蔞　淨蟬衣　光杏仁　枇杷露
炒丹皮

素有血熱天癸不調內熱吐血雖鬆惟肺胃不肅欬嗽痰紅未止體軟脘悶宜宗前法清肅肺胃之治

全當歸　茜草根　欝金　夜合花

赤白苓　懷牛膝　貝母　瓜蔞皮

生熟苡仁　茺蔚子　陳橘絡　炙款冬

炒丹皮　青蒿梗　杏仁泥　藕片

肺經有熱胃有瘀血胸悶火升氣短作嗆遍
體痠倦防後吐血治宜清化

南沙參　大杏仁　合歡花
海蛤粉　川貝母　茜草根
瓜蔞皮　炒丹皮　懷牛膝
大藕節　枇杷花

肺熱已鬆氣短欬嗆大減惟胃納未化胸悶

囊墜遍體痠倦治宜調達

南沙參　煅牡蠣　葫芦芭

茜草根　炒丹皮　甜杏仁　川貝

懷牛膝　炒橘核　合歡花

風寒内鬱肺氣不肅寒熱不揚氣短眼花嗆

咳嗆痛腰膝痠疼症勢頗重先宜透達之治

甘菊花　木賊草　製半夏竹瀝△浸

蜜蒙花　大力子　大貝母　杏仁

淨蟬衣　薄橘紅　赤芍

炒丹皮　炙款冬　全蔞皮

風寒已透，寒熱目赤亦鬆，惟肺氣更傷，脇痛夜嗆，腰膂痠浮，病勢重極，宜宗前法透治。

炙桑皮　赤苓皮　廣皮白

川鬱金　東瓜子皮　製半夏　款冬花

川貝母　生熟苡仁　炙枳實　降香屑

萊菔子

頭暈以來肝脾腎三陰之不足中氣升降不
運以致氣機少力甚劇兼之[illegible]歸[illegible]之提
黨參 沙[illegible] 於朮 茯神 廣陳皮
綿黃耆 炙甘草 [illegible] 滁菊 法半夏
當歸身 生白芍
龍眼肉 [illegible] 阿膠 收膏 [illegible]

廿一月夫婦俱亡撇爾雙親常將老
淚偷彈心何謂矣　十餘日傷寒
不起遺茲孤幼

鸂鶒曉飛鳴丹陛
唐棣和風青紫芝
玉樓藏翡翠
金殿霜鴛鴦

畢生所長豈在集古
閒情自託亦不猶人

生財有道富比陶

男女媾精以義為利心存儒

三代同堂祥呈麟定

百年嘉耦慶衍螽斯